W0269150

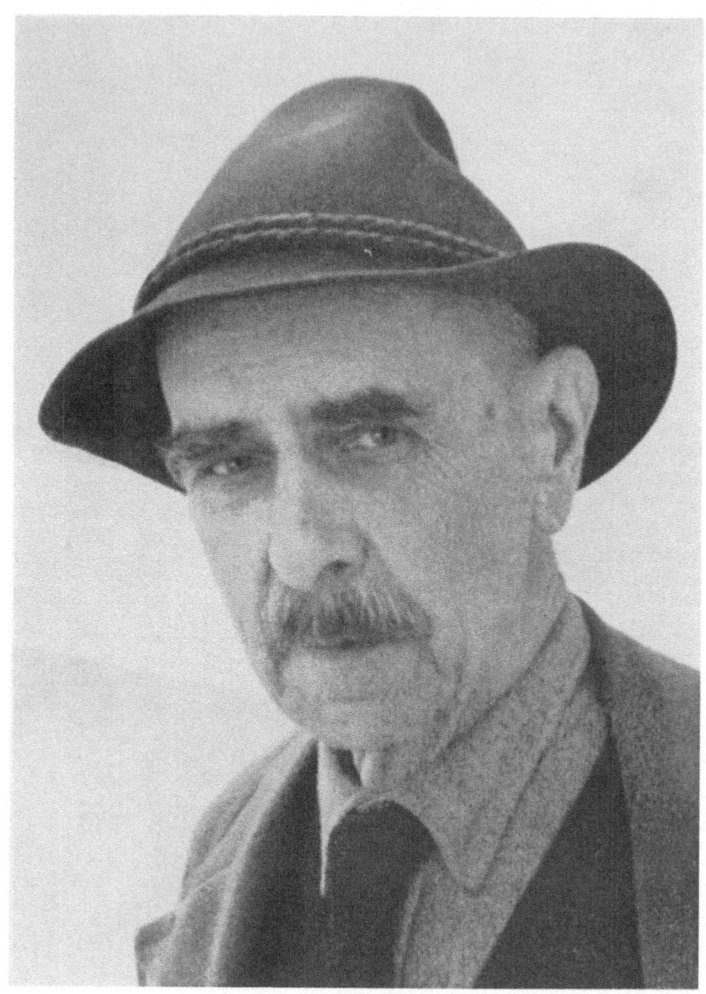

Julius Wagner von Jauregg

Zur forensischen Psychiatrie „geistig gesunder" Hirnbeschädigter

Beitrag zur Psychopathologie und Pathophysiologie der Ausnahmezustände

Für Ärzte und Juristen

Von

Dr. Emil John

Facharzt für Neurologie und Psychiatrie,
Gerichtspsychiater in Wels

Mit einem Geleitwort von Univ.-Prof. Dr. Otto Pötzl,
em. Vorstand der neurologisch-psychiatrischen
Univ.-Klinik in Wien

Mit 2 Abbildungen

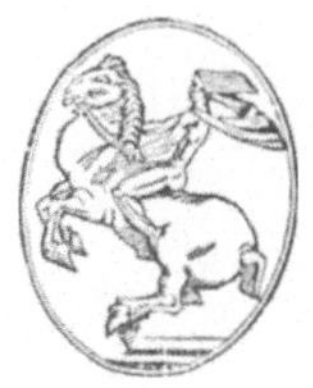

Wien
Springer-Verlag
1950

ISBN-13: 978-3-211-80149-9   e-ISBN-13: 978-3-7091-7743-3
DOI: 10.1007/978-3-7091-7743-3

Dem Andenken

Hofrat Prof. Dr. Julius
Wagner von Jauregg
dem Vorkämpfer einer Strafrechtsreform,
meinem verehrten Lehrer und väterlichen Freunde

in Dankbarkeit gewidmet

Geleitwort.

Das vorliegende Buch darf mit Recht dem Andenken Wagner-Jaureggs gewidmet sein. Es führt Probleme weiter, die Wagner-Jauregg erstmalig angeschlagen hat, so die forensische Seite der Schädigungen durch Schädeltraumen. Eine Arbeit Wagner-Jaureggs aus seiner Assistentenzeit hat sie bereits seherisch behandelt; erst später, vielleicht sogar erst durch dieses Buch, ist sie in ihrer weittragenden Bedeutung voll gewürdigt worden.

Es liegt in der Natur der Sache, daß eine Besprechung von Fällen, deren Kriminalität eine hirngeschädigte, angeblich geistig gesunde Person erst auffällig macht, jeden einzelnen Fall genau analytisch behandeln muß. So ist es ein V o r z u g des Buches, daß es nur von zwei Fällen ausgeht, diese aber so gewählt hat, daß jeder von ihnen neue tragende Gesichtspunkte bringt. Die allgemeinen Schlußfolgerungen, die der Verfasser zieht, bestreben sich mit Erfolg, die modernen Anschauungen über Physiologie und Pathologie der vegetativen Nervensysteme in das Gebiet der gerichtlichen Medizin einzubauen; was darüber hinaus an Schlüssen für die Strafrechtsreform, für die Reform der Begutachtung u. a. abgeleitet worden ist, ist tatsächlich im Geiste Wagner-Jaureggs gehalten und führt ein Gebiet weiter, das mindestens in Wien und Österreich seit dem Tode Wagner-Jaureggs brachgelegen ist.

So ist dem Buch nicht nur die verdiente Verbreitung zu wünschen in den Kreisen der Ärzte und der Juristen. Es möge auch der Vorbote weiterer einschlägiger Forschungen in dieser Arbeitsrichtung sein!

W i e n, im September 1950.

Otto Pötzl

Vorwort.

Zwei große Kriege mit allen ihren Folgeerscheinungen haben nicht nur in jede Sparte unserer Lebensführung und insbesondere unseres Seelenlebens tief eingegriffen, sondern auch auf dem Gebiete der Kriminalität neue Erscheinungen und Verhältnisse geschaffen, denen sich Psychiater wie Strafrichter vor Gericht gegenübersehen.

Sinn und Zweck dieser Arbeit, zu der unter anderem zwei Mordtaten durch „geistig gesunde", hirnbeschädigte Kriegsteilnehmer den Anstoß gaben, soll es sein, die als Folge von Schädelbzw. Hirntraumen auftretenden Ausnahmezustände und die sich in solchen Fällen ergebenden Schwierigkeiten in ihren Ursachen aufzuzeigen und Hinweise und Anregungen für die Beurteilung und Begutachtung derartiger Fälle zu geben, ohne etwa die sich dabei eröffnenden großen Wissensgebiete erschöpfend behandeln zu können.

Das gilt vor allem für die mit den naturwissenschaftlichen Erkenntnissen nicht übereinstimmende, von juristischer Seite als Kriterium der Zurechnungsfähigkeit aufgestellte These der Existenz einer absoluten geistigen Gesundheit und eines absoluten freien Willens.

Dem geplanten Zwecke entsprechend, wurde vielmehr versucht, in möglichster Kürze an einzelnen herausgegriffenen Beispielen und Forschungsergebnissen die häufigsten dabei auftretenden Fragenkomplexe zu erörtern und auch für den Nichtmediziner verständlich zu machen. Es konnten daher auch in der Literatur nur die unmittelbar im Thema berührten Arbeiten angeführt werden.

Das gegenüber dem Titel stehende Bild Wagner v. Jaureggs wurde auf einem gemeinsamen Ausflug in der Umgebung von Wien aufgenommen und ist das letzte vor seinem Tode.

Mein besonderer Dank gilt dem Herrn Oberlandesgerichtspräsidenten in Linz, Herrn Dr. W. L a h n s t e i n e r, dem Herrn Präsidenten des Landesgerichtes Salzburg, Herrn Dr. H a m m e r e r, für die gütige Überlassung der Strafakten, Herrn Prof. Dr. P ö t z l, dem unmittelbaren Nachfolger Wagner-Jaureggs im Lehramte, für die Abfassung des Geleitwortes und nicht zuletzt dem Springer-Verlag in Wien, insbesondere Herrn Otto L a n g e, für die mustergültige Ausstattung des Buches.

W e l s, im September 1950.

Der Verfasser

Inhaltsverzeichnis.

Allgemeiner Teil.

Wenn man als forensischer Psychiater dem Richter entsprechend den Bestimmungen des § 134 der österreichischen Strafprozeßordnung auf Grund der psychiatrischen Untersuchung die Unterlagen für die Anwendung des Begriffes der Zurechnungsfähigkeit oder Unzurechnungsfähigkeit[1] zu geben und die naturwissenschaftliche Betrachtungsweise der Medizin mit der rein formaljuridischen der Gesetzgebung in Einklang zu bringen hat, eröffnet dieses Problem eine Fülle von Teilproblemen. Sie sind dadurch bedingt, daß die Formulierung und Textierung des derzeit gültigen österreichischen Strafgesetzes, das das Geburtsdatum des 27. Mai 1852 trägt, mit den Auffassungen und Erkenntnissen der weit über diese Zeit hinausgewachsenen Fortschritte der modernen Medizin, sowie mit den Auswirkungen der fortgeschrittenen Technik unserer Zeit, zumal bei ihrer Anwendung und ihrem Ausleben im Kriegsgeschehen, nicht Schritt halten konnte. Darüber hinaus stellt aber dieses Strafgesetz, wie P i l c z nach T ü r k zitiert, nur eine Novellierung eines aus dem Jahre 1803 stammenden Gesetzes dar, in der überdies die auf die Frage der Zurechnungsfähigkeit bezugnehmenden Paragraphen in ihrer ursprünglichen Fassung beibehalten worden sind. In seiner Textierung ist die aus dem Jahre 1769 stammende c o n s t i t u t i o   c r i m i n a l i s   T h e r e s i a n a deutlich zu erkennen. Es wurde weiter der K e e s sche Gesetzentwurf des josefinischen Strafgesetzes vom 13. Jänner 1787 in seinem § 5 sowie der H a a n sche Entwurf von 1794 in § 8, ersterer mit kleinen Abänderungen, letzterer im vollkommenen Wortlaute, übernommen. Bei dieser Sachlage ist es verständlich, daß es oft engster und verständnisvollster Zusammenarbeit zwischen Psychiater und Richter bedarf, um alle sich dabei bietenden Klippen zu überwinden.

Von der deutschen Strafrechtskommission seit 1906 ausgearbeitete Entwürfe eines neuen Strafgesetzes aus den Jahren 1913, 1919, 1925, mit einem in Zusammenarbeit mit Österreich ausgearbeiteten, aus dem Jahre 1927 stammenden Entwurf, kamen über die

---

[1] Ich habe hier diesen sprachlich zwar unrichtigen Ausdruck mit Rücksicht darauf, daß er eingebürgert, allgemein gebraucht und vielleicht weniger mißverstanden wird, statt der richtigen Bezeichnung Zurechnungsunfähigkeit beibehalten.

zweite Reichstagslesung nicht hinaus und scheiterten. Mehrfache Ergänzungen und Nebengesetze zum Strafgesetze über Verbrechen, Vergehen und Übertretungen vom 27. Mai 1852 berücksichtigen — so besonders das vom 20. Oktober 1929 — die Individualität des Täters.

Führen wir uns nun zum besseren Verständnis der damaligen Zeit und ihrer geistigen Strömungen, ohne auf die Geschichte der Psychiatrie bzw. Irrenpflege, sowie der Jurisprudenz näher eingehen zu können, zunächst den Stand der Irrenpflege, soweit damals überhaupt von einer solchen gesprochen werden konnte, in großen Zügen vor Augen, so sehen wir, daß bis Ende des 18. und bis in die Hälfte des 20. Jahrhunderts hinein, von wenigen mahnenden Stimmen abgesehen, die Irren nicht als Kranke gewertet wurden. Man sah in ihnen je nach der gerade herrschenden religiösen und sozialen Strömung als vom Teufel, bösen Geistern und Dämonen, ketzerischen. religiösen Ideen Besessene, Verzauberte und Verhexte, wie zur Zeit der Inquisition und der Hexenprozesse, oder man betrachtete sie als die „Opfer eines von Gott abgewandten, sündhaften, nicht einwandfreien unmoralischen Lebenswandels oder unlauterer Gesinnung, hingegeben an das Böse" (H e i m r o t h noch Anfang des 19. Jahrhunderts) oder mit persönlicher Schuld Behaftete. Dementsprechend war auch die Behandlung, die ihnen zuteil wurde.

Die wichtigste Aufgabe sah man damals zunächst darin, sie als für die Allgemeinheit gefährlich abzusondern, wobei sie anfangs in finsteren Verließen zusammen mit Verbrechern vertierten und zugrunde gingen, es sei denn, daß sie sich durch Reden und Taten auffällig machten und so den jeweiligen Gerichtsmethoden einer Folterung oder auf dem Scheiterstoß der Verbrennung zum Opfer fielen. Später rückte man diesen bedauernswerten Kranken mit den bekannten „d r a s t i s c h e n" Erziehungs- und Beschränkungsmethoden ihrer persönlichen Freiheit, Ketten, Zwangsstühlen und Zwangsjacke zu Leibe. So führt auch K r a e p e l i n in seiner Abhandlung zur Behandlung und Unterbringung der Irren an, daß die „eigentliche Fürsorge für die Kranken nahezu überall in den Händen der Oberaufseher, Hausväter, Irrenhausverwalter lag, während Ärzte lediglich bei körperlichen Gebrechen zugezogen wurden".

Doch täte man Unrecht anzunehmen, daß es nicht immer wieder, allerdings wie erwähnt, in Folge der erdrückenden Macht der jeweiligen Gesellschaftsstruktur, nicht erhörte Stimmen gab, die dazu mahnten, daß die Irren seelisch Kranke seien, deren seelische und intellektuelle Störungen als solche behandelt werden müßten. So sei u. a. der Schrift des P a r a c e l s u s „d e m o r b u s a m e n - t i u m" sowie des Basler Stadtarztes, Professor der praktischen Medizin F e l i x P l a t t e r (1536 bis 1614) gedacht, der schon damals in seiner p r a x i s m e d i c a ganz entschieden, aber ohne Erfolg für die Aufhebung der Zwangsmaßregeln und für eine individuelle Behandlung eintrat. Ein für die künftige Entwicklung sowie Auffassung der Irren als seelisch Kranke und die Irrenpflege als solche maßgebender und richtungsändernder Vorstoß gelang erst zur Zeit der französischen Revolution dem französischen Irrenarzt P h i l i p p e P i n e l d. Ä. (1745 bis 1826, leitender Arzt der Irrenanstalt an der Salpetrière seit 1794). Er soll nach Bewilligung seines an den französischen Konvent gerichteten Ansuchens Irren der Anstalt von Bicêtre bei Paris unter Lebensgefahr die Ketten abgenommen und damit den Befreiungskampf für diese Kranken, die vorher mit Verbrechern zusammen eingekerkert waren, eröffnet haben. Ihrer großen Bedeutung entsprechend, ist diese Tat in einem im Hörsaal der Salpetrière in Paris angebrachten Gemälde verherrlicht. P i n e l wies in seinem Werk „T r a i t é m e d i c o p h i l o s o p h i q u e s u r l ' a l i é n a t i o n m e n t a l e“ (1791) als erster auf die Bedeutung der psychischen Behandlung Geisteskranker hin. In Italien ging C h i a r u g g i in Florenz ähnliche Wege, in England etwas später J o h n C o n o l l y (1794 bis 1866), bekannt durch die nach ihm benannte Methode, dem von ihm sogenannten „N o - r e s t r a i n t“ - System, das die Anwendung von Zwangsmitteln nur noch in Ausnahmefällen gestattete. (T h e t r e a t m e n t o f t h e i n s u r e w i t h o u t m e c h a n i c a l r e s t r a i n t s. 1856.)

Wenn sich auch der als „Reformator“ gefeierte P i n e l d. Ä. in seinen Ansichten über die Behandlung dieser Kranken noch nicht ganz von den Vorurteilen seiner Zeit freimachen konnte und von der irrigen Ansicht ausgehend, daß man bei diesen Kranken die „irrigen Ideenverkettungen ändern“ und durch „i m p o n i e - r e n d“ auftretende, erzieherisch wirkende Pflegepersonen lösen könnte, behandelte, so war doch der Bann gebrochen. Während jedoch F r a n k r e i c h und B e l g i e n seit E s q u i r o l (1772 bis 1840), der als Chefarzt des Maison des aliénés gegen Mißstände in Irrenanstalten auftrat, bedeutende Psychiater besaßen, die eine klinische Psychiatrie geschaffen hatten, war es in Ö s t e r r e i c h M e y n e r t (1833 bis 1892), der die der weiteren Forschung allerdings nicht standhaltende These aufstellte: „G e i s t e s k r a n k - h e i t e n s i n d H i r n k r a n k h e i t e n.“

In Deutschland jedoch dauerte es noch bis in die zweite Hälfte des 19. Jahrhunderts, bis der Kampf zwischen den verschiedenen Ansichten über die Ursachen der Geisteskrankheiten, der Kampf zwischen den „P s y c h i k e r n“ und „S o m a t i k e r n“ sein Ende fand. Während erstere für die Entstehung geistiger Erkrankungen Gemütserschütterungen verschiedenster Art verantwortlich machten und mit den entsprechenden seelischen Erziehungsmitteln eine Heilung zu erzielen versuchten, stellten die „S o m a - t i k e r“ die Bedeutung der Hirnfunktionen und ihrer Wechselbeziehungen zu den übrigen Organen in den Vordergrund. Erst dem

großen Aufschwung der Naturwissenschaften in der zweiten Hälfte
des 19. Jahrhunderts, der auf dem Gebiete der Psychiatrie innig
verknüpft ist mit den Erkenntnissen der beiden Somatiker K r a e -
p e l i n (1856 bis 1926) und C. W e r n i c k e (1846 bis 1905), ver-
dankt die klinische Psychiatrie die großen Fortschritte, die sie
seither gemacht hat. Schuf K r a e p e l i n als Praktiker und Sy-
stematiker der Psychiatrie seine in allen Ländern eingeführte Einteilung psychiatrischer Krankheitsbilder, so suchte W e r n i c k e,
der Lokalist der Psychiatrie, seelische Vorgänge mit Bahnen und
Faserzügen des Gehirns zu koordinieren. (W e r n i c k e ist übrigens u. a. ein Schüler M e y n e r t s, des Vorgängers K r a f f t -
E b b i n g s [1840 bis 1902] und W a g n e r - J a u r e g g s an der
Wiener Klinik.)

Ungefähr in dieselbe Zeit fällt das 1876 erschienene Werk
L o m b r o s o s „D e r   v e r b r e c h e r i s c h e   M e n s c h“, in
dem zum ersten Male der Verbrecher zum Gegenstand einer wissenschaftlichen Untersuchung gemacht wurde. Dieses, die Krimi-
nalanthropologie begründende Werk sowie die bereits auf 1835
zurückreichende Aufstellung des Begriffes der m o r a l   i n s a n i t y
durch den englischen Irrenarzt P r i c h a r d wurden zum Aus-
gangspunkte des Kampfes um eine Strafrechtsreform, wie später
noch gezeigt werden wird.

Das war der Stand der Psychiatrie und der damaligen „I r r e n -
p f l e g e“, als die für die damalige Zeit zweifellos sehr guten und
entsprechenden gesetzlichen Grundlagen geschaffen wurden, nach
denen wir heute noch als forensische Psychiater unsere Begutach-
tungsfälle zu beurteilen haben. Zu ihnen gesellt sich nun durch die
mechanischen Schädel- und Hirnverletzungen mit den modernen
Waffen zweier Weltkriege, sowie die schweren, bis da ebenfalls
noch nicht dagewesenen seelischen Beanspruchungen eine Legion
neuer Kranker mit neuen Krankheits- und Zustandsbildern, die sie
öfter oder leichter straffällig machen.

Es ist daher verständlich, daß in dem Bestreben, moderne und
fortschrittliche medizinische Anschauungen mit den Forderungen
eines nicht mehr entsprechenden Strafgesetzes in Einklang zu bringen, sowohl Gutachten wie Gutachter in ihren Ansichten und
Schlußfolgerungen zuweilen voneinander abweichen. Kein Geringerer als W a g n e r - J a u r e g g hatte es sich zu einem seiner
Lebensziele gesetzt, den Weg zu finden und aufzuzeigen, wie dem
natürlichen Rechtsempfinden und dem Schutze der Gesellschaft
vor Geisteskranken und vor Verbrechern im Rahmen des derzeitigen österreichischen Strafgesetzes am besten entsprochen werden
könnte und die Forderungen für eine Strafrechtsreform bzw. ein
künftiges Strafgesetz sowie eine Irrengesetzgebung zu formulieren
und festzulegen. P i l c z hat vor längerer Zeit W a g n e r s Ver-
dienste in dieser Hinsicht gewürdigt.

Nicht weniger lebhaft als in der Medizin war der Widerstreit der Ansichten, und Auffassungen in der Entwicklung der Jurisprudenz, vom Altertum angefangen bis in die heutige Zeit. Stößt schon von jeher die Determination des Begriffes der strafrechtlichen Verantwortlichkeit in den Strafgesetzen der verschiedenen Länder auf Schwierigkeiten, so handelt es sich auch bei dem, was jeweils unter „Verbrechen" verstanden wird, ebenfalls keineswegs um einen sich stets gleichbleibenden, von der kulturellen, zivilisatorischen und nicht zuletzt der jeweiligen politischen Zeitepoche, Staatsidee, mit ihren Gesetzen bzw. ihrer Rechtssprechung unabhängigem Begriff. So wird, um nur einige Beispiele aus dem Gebiet des Verbrechens des Mordes herauszugreifen, bei Platon (Gesetz 461) die Fruchtabtreibung bzw. Aussetzung und Tötung der Abkömmlinge nicht genehmigter Ehen, also die Tötung keimenden und neugeborenen Lebens, verlangt, und es gab bei den Griechen und Angelsachsen noch kein Strafgesetz, daß bei Vergehen dem Nächsten gegenüber eine Bestrafung vorsah. Diese wurde vielmehr einem jeweiligen Rächer anheimgestellt und zum Teil unter der religiösen Vorstellung der Blutrache geradezu zu einer gesellschaftlichen Pflicht erhoben. Bei primitiven Völkern ist es erlaubt, alte Leute und kranke Kinder zu töten, in Indien Witwen zu verbrennen. Die Inquisitions- und Hexenprozesse hielt man damals für ausgesprochene Rechtshandlungen. In unserer heutigen Gesellschaftsordnung und Gesetzgebung mit dem Grundsatz „Nulla poena sine lege" gelten Mord und Totschlag nur als Notwehr entschuldbar, während dieselben Verbrechen im Kriege nicht nur als erlaubt und sanktioniert gelten, sondern ein Verstoß gegen die jeweiligen staatlichen Bestimmungen und Verfügungen wie ihre Ablehnung von Seiten eines einzelnen von dem jeweiligen Militärgericht als „Verbrechen" mit dem Tode oder schwerem Kerker bestraft wird. Ein gesetzliches Recht zu töten steht aber wieder den jeweiligen staatlichen Vollzugsorganen auf Grund eines Gerichtsurteiles zu. Entsprechend dieser Wandelbarkeit einer von den verschiedensten Faktoren abhängigen Rechtsauffassung ist auch die Wertung dessen, was gesetzlich und rechtlich als Verbrechen gilt, je nach den sozialen und vor allem politischen Verhältnissen eines Landes eine wechselnde, ja gerade unter diesen Bedingungen oft mehr Sache des Affektes als wirklichen Rechtes, so daß wohl behauptet werden kann, nicht jedes „Verbrechen" ist ein „Verbrechen", da das, was bisher noch als solches galt, je nach der bestehenden Rechtslage über Nacht nicht mehr als solches verfolgt und bestraft, sondern sogar als Tugend und Tapferkeit gepriesen und belohnt wird. Wir erlebten und erleben derartig verschiedene Wertungen und Verschiebungen von der Rechts- auf die Affektseite in den Auffassungen über „Kriegsrecht" und „Kriegsverbrechen", die lediglich davon abhängen, ob es sich um den Sieger oder den Besiegten, den Stärkeren oder den Schwächeren handelt.

Damit hängt die Erkenntnis des Strafbaren bzw. das ethische und moralische Empfinden für die Strafbarkeit einer Handlung und damit die strafrechtliche Verantwortlichkeit nicht zuletzt wieder von den geistigen Fähigkeiten und dem intellektuellen Niveau des Betroffenen bzw. der jeweiligen psychischen und, wie gezeigt werden wird, auch körperlichen Verfassung ab, wenn das österreichische Strafgesetz im § 3 auch unter den „ungegründeten Entschuldigungsursachen" ganz allgemein besagt: „Mit der Unwissenheit des gegenwärtigen Gesetzes über Verbrechen kann sich niemand entschuldigen."

Wie sehr trotz aller emphatisch vorgetragenen Thesen von Menschlichkeit die Rechtssprechung verschiedener Länder seit den politischen Umwälzungen der letzten Jahrzehnte wieder in die Zeit der Hexenprozesse und der Folter rückfällig geworden ist, zeigen die Wege der „Wahrheitsfindung", die in Straf- und politischen Prozessen begangen werden. Wie so oft in der Menschheitsgeschichte werden auch heute moderne Errungenschaften der Wissenschaften, wie die Einführung der intravenösen Narkose zur Schmerzbekämpfung bei chirurgischen Eingriffen in Form der auch in therapeutischer Hinsicht für den Menschen sich wohltätig auswirkenden Narkoanalyse, zur Erhebung krimineller Tatbestände in Anwendung gebracht, ja man bedient sich dazu sogar neuester hirnphysiologischer und tiefenpsychologischer Erkenntnisse in der Anwendung von Lichtreizen, Ermüdung, Durst bei langdauernden, erschöpfenden Verhören. Von den früheren Methoden unterscheiden sie sich lediglich dadurch, daß es damals vorwiegend der Weg der physischen, körperlichen Tortur war, der begangen wurde, während man heute in raffinierterer und verfeinerter Form in einer unter chemischer Einwirkung künstlich erzeugten Bewußtseinseinengung in die Tiefen des Seelenlebens vordringt und es zur Erreichung der gesteckten Ziele bloßlegt. Auf das Problem der Narkoanalyse in der forensischen Psychiatrie wird in der Folge noch zurückzukommen sein.

Diese Wandelbarkeit und Unsicherheit rechtlicher Begriffe kommt am besten in den verschiedenen Strafrechttheorien zum Ausdruck, denen entsprechend zu allen Zeiten auch die Methoden der Bestrafung von Verbrechen bzw. ihrer Vorbeugung durch Strafe verschiedene waren.

Von der ältesten Auffassung einer Bestrafung nach dem Grundsatze „Aug um Auge, Zahn um Zahn", dem heute als ältesten und grausamsten Strafrecht gewerteten jus bzw. der poena talionis mit den daraus sich ergebenden Folterungs- und Hinrichtungsmethoden, wurde schon in der frühen Christenheit zur Doktrin der Verhütung durch die Methode des Abschreckens davor in Form öffentlicher Hinrichtung und Hängens zur Schaustellung, Anprangerung etc. übergegangen, wobei hinsichtlich des bei diesen Methoden erreichten Erfolges berichtet wird, daß anläßlich solchen öffentlichen Hängens von Taschendieben mehr Menschen zur Zeit dieser öffentlichen Schreckjustiz ihre Taschen geleert wurden wie je zuvor.

Ausgehend von der Auffassung, daß jedes Verbrechen für den Verbrecher mit einem gewissen Grad und Ausmaß von Vergnügen und Lustgefühl verbunden ist und die Bestrafung des Verbrechers daher mit gleich viel mehr an Schmerz und Qual verbunden sein soll, als ihm die Ausführung Vergnügen bereitete, versuchte im 18. Jahrhundert ein Italiener ein System von Standardrichtersprüchen und -urteilen aufzustellen, eine Methode, die von den Amerikanern mit „C a c h r e g i s t e r S y s t e m" (Barbezahlungssystem) bezeichnet wurde, nachdem alle Menschen gleich und gleich behandelt sein und dieselbe Rolle spielen sollten, wobei jedoch bald eine Abänderung für Kinder und Geisteskranke stattfand. In der neueren Entwicklung der Rechtssprechung spielt die Bewährungsfrist, das Gelöbnis und die bedingte Verurteilung unter Berücksichtigung der individuellen Bedürfnisse und der Individualität des Rechtsbrechers eine gewisse Rolle.

So befindet sich die Strafrechtspflege in allen Ländern, sowohl was die rechtliche Behandlung von Geisteskranken wie von Verbrechern anlangt, immer noch im Krisenstadium, und es geht der Kampf um eine Justizreform weiter. Ihren Stand bezüglich des Verbrechens kennzeichnet wohl am besten die von P a u l R e i w a l d zitierte Äußerung von E l l i o t a n d N e v r i l über den Kampf zwischen den Klassikern und Positivisten in der Frage der Willensfreiheit und des Determinismus in ihrer 1941 erschienenen Arbeit „S o z i a l D e t e r m i n i s m u s", worin es heißt:

„Kein Übereinkommen besteht über die Grundlagen von Behandlung oder Bestrafung des Verbrechers. Auf der einen Seite die sehr vernehmlichen hartnäckigen Anhänger der „k l a s s i - s c h e n S c h u l e", die darauf beharren, daß die Strafe das Verbrechen gutmachen müßte (T h a t p u n i s h m e n t s h o u l d f i t t h e c r i m e n) und daß jede „verantwortliche Person", die eines Verbrechens schuldig ist, eine Strafe empfangen muß, die dem Grade der Schwere des Verbrechens entspricht. Auf der anderen Seite will die „p o s i t i v e S c h u l e" sich auf wissenschaftliche Untersuchungen über das Wesen der Kriminalität stützen und jede Behandlung auf sorgfältiges Studium der Persönlichkeit und der sozialen Gefährlichkeit des Täters als Individuum . . . . . In der Hauptsache wird diese Theorie von der Majorität der Kriminologen und Psychiater vertreten."

Aber nicht von Geisteskranken im eigentlichen Sinne des Wortes soll hier die Rede sein noch von den degenerierten, psychopatisch minderwertigen Kriminellen, den „V e r b r e c h e r n a t u - r e n", wie sie W a g n e r - J a u r e g g nannte und mit denen er sich zur Wahrung der Rechte ersterer einerseits, zum Schutze der Gesellschaft vor letzteren anderseits im Rahmen des bestehenden, unter Berücksichtigung eines neuen Strafgeseßes neben den abseits des Strafrechtes liegenden Gebieten, wie Rechtsschuß der Geisteskranken, Eherecht, Entmündigung und der Alkoholikerfrage, befaßte.

Gegenstand und Thema dieser Arbeit sollen vielmehr „geistig Gesunde" ohne eine für ihre Zukunftsgestaltung ins Gewicht fallende angeborene krankhafte Anlage sein, die nach schweren Schädeltraumen eine schwere Schädigung der protektiven Schußapparate, vor allem im Zwischenhirn durchmachten und bei denen es unter ungünstigen Umwelteinflüssen und affektiven Spannungen zu, wie wir sie wohl nennen könnten, „t r a u m a t i s c h d i e n z e p h a l a u s g e l ö s t e n A u s n a h m e z u s t ä n d e n" kam, in denen sie straffällig wurden.

An zwei vor Schwurgerichten verhandelten Mordfällen zweier dreiundzwanzigjähriger junger Menschen, von denen der eine sich des Mordes an einer einsamen Bergwanderin schuldig machte, während der andere als Polizist den ihn nach einem Schweinediebstahl anhaltenden Gendarmen niederschoß, sollen diese besprochen werden.

Fall 1.

Im ersten Falle handelt es sich um einen dreiunddreißigjährigen Arbeiter, der im Kriege mehrere, darunter eine schwere Schädelverleßung erlitten hatte. Vom Gesundheitsamt zwar auf Grund seiner Angaben in die Verschrtenstufe II/III eingereiht, wurde er von der Invaliden-Entschädigungskommission jedoch nicht als kriegsversehrt anerkannt, ohne daß seine Angaben überprüft oder Hirnbefunde erhoben worden wären. Erst als er anläßlich seiner ersten Bergtour im Leben nach einer Seilbahnfahrt, nach körperlicher Anstrengung bei großer Hiße und Erschöpfung dadurch straffällig wurde, daß er in der Illusion eines Nahkampferlebnisses in der Bergeinsamkeit auf den Kopf einer ihm vollkommen unbekannten, sich abseits vom Wege sonnenden Bergwanderin einen schweren Stein warf und sie tötete, kam es anläßlich der angeordneten forensisch-psychiatrischen Untersuchung zur erstmaligen Erhebung eines Hirnbefundes bei dem sonst geistig vollkommen Gesunden, von dessen Deutung und Wertung im Mordgeschehen das ganze zukünftige Schicksal eines jungen Menschen abhängen sollte, der über einen sehr guten Leumund verfügte.

Bezüglich der F a m i l i e n g e s c h i c h t e sei kurz angeführt, daß sich in ihr weder Geistes- noch Nervenkrankheiten, keine kriminellen Vorkommen noch Selbstmorde finden. Eine behauptete angebliche frühere Trunksucht des Vaters, der Kriegsinvalide ist und früher einmal einen Nervenzusammenbruch erlitten haben soll, konnten die Erhebungen nicht bestätigen. B. selbst, das achte von acht Kindern, war eine normale Geburt, machte angeblich keine Fraisen, kein Bettnässen durch, sei jedoch schon als Kleinkind nervös und leicht erregbar, jedoch sonst immer gesund gewesen. Seit einem angeblichen Sturz über eine Stiege mit sechs Jahren, ohne äußere Verletzung, habe er bis zum vierzehnten Jahre an Anlautstottern gelitten, das dann nach den folgenden Schädelverletzungen sowie bei Erregung gelegentlich wieder auftrat. In der Schule habe er leicht aufgefaßt und gemerkt, sei ein mittelmäßiger, in Rechnen jedoch der beste Schüler gewesen, mußte keine Klasse wiederholen. Der Tod der Mutter im Jahre 1937 hatte zur Folge, daß er schon mit zwölf Jahren von zu Hause weg und zu Bauern in die Arbeit mußte, wo er zur Zufriedenheit seiner Dienstgeber bis zum Einrücken zum Reichsarbeitsdienst am 12. Jänner 1943 arbeitete. Er kam zunächst nach Metz, dann nach Nürnberg, wo er, Jänner 1943, beim Bau von Geschützstellungen bei einem Fliegerangriff einen Nervenschock erlitt und drei Wochen im Spital war. Juli 1943 kam er zur Infanterie nach Mistelbach/Wien. Nach zweieinhalb Monaten Dienst an der holländischen Küste ging er mit einer Panzerdivision an die russische Front, erlitt da eine Granatsplitterverletzung am linken Unterschenkel, als deren Folge eine zweieinhalb Zentimeter lange, am Knochen nicht adhärente Narbe noch sichtbar ist. Dezember 1943 erlitt er angeblich durch die Luftdruckwirkung einer Explosion bei einem Panzerabschuß eine Schädelverletzung mit Blutungen aus dem rechten Ohr, Nase und Mund. Er konnte damals einige Zeit nicht sprechen und hört seither am rechten Ohr schlechter. Er hatte damals aber keine Lazarettbehandlung, wurde nach mehrtägigem Aufenthalt am eigenen Truppenverbandplatz wieder zur Truppe rückgestellt. Am 6. Februar 1944 wurde er durch einen MP-Schuß am linken Ellbogengelenk verwundet, eine kleinkalibrige Ein- und Ausschußnarbe ist noch sichtbar, und es bestehen geringgradige Gefühlsausfälle im Gebiet des Nervus radialis.

Erst am 20. Februar 1944 in ein Lazarett nach Liegnitz überstellt, bekam er Zuckungen am ganzen Körper, träumte von Kriegserlebnissen, war viel schlaflos und machte dort angeblich einen Nervenzusammenbruch durch, wobei er, wie ihm berichtet wurde, ein Nachtkästchen zusammenschlug, kämpferische Haltung einnahm, so daß er isoliert werden mußte. Nach sechswöchentlichem Lazarettaufenthalt dort, kam er Juli 1944 wieder an die Front und erlitt nach ungefähr zehn Tagen, am 26. oder 27. Juli 1944, eine Verletzung der rechten Schläfengegend durch einen Bombensplitter einer Fliegerbombe. Eine drei Zentimeter lange, fast lineare Narbe, die am Knochen adhärent ist, ist dort noch sichtbar, wobei die Beinhaut leicht verdickt erscheint. Bei dieser Verletzung sei er, wie er nachher erfuhr, gleichzeitig angeblich sechs bis acht Meter von der Mauer eines bombardierten Hauses abgestürzt, zwei

Tage bewußtlos gewesen und erst in einem amerikanischen Lazarett in der Gefangenschaft wieder zu sich gekommen. Es sei damals von einem Bruch der Hinterhauptschuppe gesprochen worden und er habe einen Gipsverband am Kopf bekommen und sei
nach fünfeinhalbtägigem Aufenthalt in diesem Lazarett in Frankreich Anfang August 1944 nach England in ein englisches Lazarett gekommen. Dort habe er ungefähr vierzehn Tage an Verfol-
gungswahn gelitten, glaubte Flieger und Bombenabwürfe zu hören
und mußte ans Bett geschnallt werden. Ende Oktober 1944 wurde
er nach Amerika gebracht. Dort habe er während der Arbeit bei
Farmern, wie er glaubt, infolge der großen Hitze vier bis fünf Anfälle von „Hitzekoller" gehabt, bei denen er unter heftigen Kopfschmerzen herumschlug und schrie. Den letzten derartigen Anfall
hatte er 1945. Er hatte zwei Jahre bei Farmern in Amerika ge-
arbeitet, sei dort jedoch sonst körperlich nie krank gewesen. Juni
1946 kehrte er aus der Kriegsgefangenschaft zunächst zu seinen
Eltern nach Traiskirchen zurück, blieb dort etwa vier Monate und
arbeitete bei den Eltern in der Landwirtschaft ohne körperliche
Beschwerden. Oktober 1946 kam er als chemischer Arbeiter in die
Stickstoffwerke nach L., wo ihn seine Vorgesetzten als ruhigen
und anständigen Menschen beschrieben, der nach ihren Angaben
jedoch den „Mangel" aufwies, daß er durch plötzliches und lautes
Ansprechen durch Vorgesetzte oder durch sonstige Ereignisse, die
„bei normalen Menschen kaum Anlaß zu einer Aufregung gegeben
hätten", sich derart aufregte, daß sein Gesicht ganz rot wurde und
er für kurze Zeit kein Wort herausbrachte. Er wurde deshalb auch
vom bewaffneten Werkschutz der Stickstoffwerke weggenommen,
weil man fürchtete, er könnte wegen seiner Geräuschempfindlich-
keit als Waffenbesitzer eine unbesonnene Handlung begehen. Er
berichtet, daß er, wenn neblige, zischende Dämpfe in abgeschlossenen Räumen waren, in die frische Luft gehen mußte, während dies
anderen Arbeitern nichts gemacht habe. Er sei zwar Mitglied des
Kriegsopferverbandes und sei vom Gesundheitsamte in die Ver-
sehrtenstufe II/III eingereiht, von der Invaliden-Entschädigungskommission jedoch nicht anerkannt worden. Ersterer habe ihm
ohne ärztliche Untersuchung einen Erholungsurlaub in einem Heim
in I. bewilligt, von wo aus es anläßlich eines Ausfluges ins
Höllengebirge zur Straftat kam. Auch von seinen Kameraden dort
wurde ihm ein guter Leumund ausgestellt.

Über seinen G e s u n d h e i t s z u s t a n d und sein S e e l e n -
l e b e n gibt er an, daß er, abgesehen von seiner Verwundung,
früher immer gesund gewesen sei, keine Geschlechtskrankheit mit-
machte, mittelmäßiger Raucher war, aber nicht trank. Er sei jedoch schon als Kind immer anders als die andern gewesen, von
jeher ernst, dabei aber sehr weich und empfindlich, mitleidig mit
Tieren, so daß er selbst eine Fliege nicht töten und beim Schlach-
ten eines Schweines am Lande nicht mithelfen konnte. Lange Zeit

habe er auch Blut nicht sehen, dann aber trotzdem im Felde Kameraden verbinden können. Bei Aufregungen begann er von jeher leicht zu schwitzen und zu zittern, vertrug aber damals Hitze gut. Seit den Nahkampferlebnissen sei er etwas ängstlich und schreckhaft geworden, so daß er leicht zusammenschrecke, wiewohl er nie feige gewesen sei. Seit dem Nervenschock nach einem Fliegerangriff sei er noch nervöser geworden und vertrage seit den Nahkämpfen Geräusche, Lärm und grelles Licht nicht. Mehrmals im Monat habe er lebhafte Träume von Kriegserlebnissen, höre schießen, müsse sich im Traume wehren, möchte fliehen, könne aber nicht und erwache dann erschöpft und schweißgebadet in einem Angstzustande. Er höre seit der Kriegsverletzung rechts schlechter, habe häufig Kopfschmerzen, ein Tosen, Rauschen an rechter Kopfseite, höre den Puls im Ohre, habe ein Reißen im Hinterkopf und oft das Gefühl, als ob man den Knochen mit einem Eisen abscheren würde. Schon lautes Sprechen und Schreien mache ihn nervös, so daß er herumschlage und zu schreien beginne. Vor einem Jahr trieb es ihn einmal von zu Hause, ohne zu wissen warum, fort, er ging in einen Wald, setzte sich an einen Bach und wollte Ruhe haben. Abends kehrte er dann nach Hause zurück. Dies trat besonders zu Zeiten großer Hitze ein. Er habe angeblich 24 Nahkämpfe mitgemacht, bei denen es auf Leben und Tod gegangen sei, und wo er sich mit Spaten und Karabiner oder anderen Gegenständen, die er gerade zur Hand hatte, wehrte. Bezüglich seines S e x u a l l e b e n s gibt er an, daß er nie onaniert, in Frankreich mit gleichaltrigen Mädchen zwei- bis dreimal wöchentlich Geschlechtsverkehr gepflogen habe, nach der Rückkehr nach Hause jedoch von Mädchen, die mit Negern gingen, angespuckt und dadurch abgestoßen worden sei, so daß er jetzt wenig derartige Interessen habe, wiewohl er seit April mit einer Dreiundzwanzigjährigen verlobt sei.

Über die Vorgeschichte und den Ablauf der S t r a f h a n d l u n g, die er selbst während des zur Durchführung seiner psychiatrischen Untersuchung vom Gericht angeordneten Aufenthaltes in der Anstalt N. leugnete bzw. angab, sich an nichts erinnern zu können und dabei von Justizmord etc. sprach, gibt er nach schrittweisem Eingehen auf seine damalige seelische Verfassung folgendes Bild:

Er sei von Kameraden des Kriegsopferverbands-Heimes in I. aufgefordert worden, mit ihnen eine Bergtour ins Höllengebirge zu machen. Er habe sich nach anfänglicher Weigerung und Bedenken, da er noch nie im Leben eine solche gemacht hatte und Hitze sowie Anstrengungen fürchtete, dazu überreden lassen, mitzufahren. Am 18. Juni 1947, um halb 9 Uhr vormittags, seien sie von I. weg und um halb 10 Uhr zur Talstation E. gekommen. Er habe sich in einer sehr nervösen Spannung befunden und „fast etwas wie eine Vorahnung" gehabt. Er habe unten nochmals seine Bedenken geäußert: „Wozu bei dieser Hitze hinauffahren?“ Er habe das benommene Gefühl im Kopf, das er bei Hitze und Anstrengung immer verspüre, gefürchtet. Oben angekommen, traten sie nach dem Mittagessen um dreiviertel 1 Uhr, zur Zeit der größten Hitze, die Wanderung gegen den Alberfeldkogel an. Es war windstill, drückend heiß und wolkenlos. Er habe keine Kopfbedeckung getragen. Beim Marsch begann er stark zu schwitzen, bekam Kopfschmerzen und ein unangenehmes Angstgefühl, so daß er Rock und Hemd auszog und diese nur umhängte. Als sich seine Kameraden niedersetzten und in die Latschen legten, entschloß er sich, da er dies wegen der Hitze nicht aushielt, zu einem an einem Hang befindlichen Schneebrett zu gehen, da er so etwas im Juni noch nie gesehen hatte und sich das ansehen wollte. Er habe sich dabei nicht wohl gefühlt, weil die Hitze dumpf, wie im Sommer vor einem Gewitter, drückte und die Kopfschmerzen zunahmen. Nach etwa 40 Minuten Alleingehens habe er sich sehr verlassen gefühlt, alles kam ihm öde vor und es sei ihm ein starkes Angstgefühl aufgestiegen. Er schildert dann wörtlich: „Ich ging noch 40 bis 50 Meter und habe dann links etwas gesehen. Ich bin hingegangen.“ (B. wird sichtlich erregter, hochrot im Gesicht und beginnt am ganzen Körper zu zittern.) „Ich habe bei der Felswand eine Frau gesehen, die Frau ist an der Wand gelehnt, sie hat schwarze Flecken im Gesicht gehabt. Es geht dort schräg hinein und fällt ab. Ich glaube, sie hat mich nicht sehen können. Sie ist mit dem Rücken an der Wand in der Sonne gelehnt. Ich war zirka vier bis fünf Meter ober ihr, sie hat ein paar dunkle Flecken im Gesicht gehabt, ich weiß nicht, was das war, ich bin hingelaufen und habe geschaut. Ich habe mich darüber entsetzt, dann hat die Armbanduhr in der Sonne geglitzert, so als ob mir irgend jemand eine Waffe gegen das Gesicht hielte. Ich habe mich etwas gebückt, um die Flecken zu sehen, mußte wegschauen, ich bin so erschrocken. Ich bin ungefähr 40 Zentimeter höher gestanden und habe hinabgeschaut. Das Ganze ist so blöd, ich komme selbst nicht ins Reine. Sie hat mich dann angeschaut, angestarrt, ich habe sicher auch entsetzt geschaut, die Augen, die Flecken, die Hände waren verkrampft, so wie wenn man im Nahkampf aufzuckt. Ich muß den Wahn gehabt haben, daß mir jemand eine Waffe ins Gesicht hält. Mir ist dann ganz in den Sinn gekommen, wie es in Rußland war, und ich habe geglaubt, ich verteidige mein Leben. Es ist dasselbe, wie wenn ein Vieh kommt, eine Schlange. Der Blick, da wird man beinahe gebannt. Bei mir war das Gefühl, als ob das aufstehen würde, gegen mich gehen würde, sie hat nichts gesagt, ich habe mich wehren müssen. Wie die Uhr geglitzert hat, habe ich geglaubt, das ist die Wirkung einer Waffe. Sie hat dann furchtbar zu schreien begonnen, was sie geschrien hat, weiß ich nicht. Das Schreien war schrecklich, war so furchtbar wie bei einem Spähtrupp, wenn sie plötzlich losgehen und es kommen plötzlich Soldaten daher und es geht auf Leben und Tod.

Am Arm hat etwas in der Sonne geglitzert, ich habe das nicht aushalten können, ich habe mich wehren müssen. Ich weiß nicht, ob ich einen Stein genommen habe oder etwas anderes. Ich habe etwas in der Hand gehabt, das ich auf die Frau geworfen habe. Ich war zwei Meter weg. Ich kann mir das nur so erklären, daß mir vom Krieg etwas untergekommen ist, es sind mir die Nerven durchgegangen, ich habe den Stein in Verteidigungsabsicht hingeschlagen, ich habe nie die Absicht gehabt, sie zu töten! Der Stein hat sie getroffen, der Ton, wie ich den Stein geworfen habe, war so dumpf, wie wenn etwas in ein Wasser, in einen Sumpf geworfen wird, so dumpf, wie dann die Luftblasen aufsteigen. Das Blut hat gegen die Wand gespritzt, schräg einen halben Meter über Kopfhöhe. Ich habe dann nachgeschaut, ich bin hin und habe das Glitzernde vom Arm, das Blinken hat mir ins Auge geleuchtet, es war eine Uhr, ich habe das mitgenommen, ich habe nicht gewußt, warum ich das mitgenommen habe. Ich habe geglaubt, das ist eine Waffe, ich habe sie auf einmal in der Hand gehabt. Ich weiß nicht sicher, ob die Frau die Uhr in der Hand oder am Arm gehabt hat. Ich bin mit der Uhr ein Stück gelaufen und bin dann über einen Rucksack gestolpert. Dann bin ich wieder weiter. Den Rucksack habe ich aufgemacht, die Tasche war offen, ich habe hineingegriffen und etwas erwischt. Ich bin wie ein Verfolgter weitergelaufen, dann erst bin ich ruhiger geworden, ich bin klarer geworden, ich habe in die Hand geschaut, was ich da habe, und habe die Sachen weggeworfen. Wann und wo weiß ich nicht mehr. Es war eine Uhr und eine Brieftasche, in der, wie man mir sagte, ein Halsketterl gewesen sein soll. In Rußland war es dasselbe. Wenn man etwas gefunden hat, hat man es an sich genommen und eventuell später wieder weggeworfen. Es ist mir dann in den Sinn gekommen, daß ich irgend jemand erschlagen habe. Ich bin dann wieder in mittelmäßigem Tempo weitergegangen, ich habe bei der Bahnstation gesagt, daß dort eine tote Frau liegt. Ich habe das Gefühl gehabt, daß ich jemand erschlagen habe, ich bin dann nicht mehr hingekommen. Ich kann nicht behaupten, ob der Stein getroffen hat, weil das Schreien verstummt ist. Ich bin oben wie im Traum herumgegangen. Es tut mir furchtbar leid, was da vorgefallen ist, ich kann mir das nicht erklären, ich hätte nie gedacht, daß ich einmal jemanden töten werde. Ich bin verzweifelt über meinen Zustand. Ich wollte mir nichts aneignen, ich habe S 160,— bis 180,— gehabt und habe nichts gebraucht. Ich habe die Frau auch nie gesehen und wollte ihr nichts tun.“

Er sei dann mit Freunden nach I. zurückgefahren, wo er unter dem Verdacht des Raubmordes verhaftet wurde.

Die Leiche wurde am 18. Juni 1947 von Schülern, die mit ihrem Lehrer einen Ausflug auf den Feuerkogel gemacht hatten, am Fuße einer Felswand aufgefunden.

Das O b d u k t i o n s p r o t o k o l l der am 2. Juli exhumierten, 163 Zentimeter großen Leiche Th. D. stellt fest:

Diagnose: Zertrümmerung der rechten Schädelhälfte mit Einschluß des Gesichtsschädels, Impressionsfraktur größeren Ausmaßes der linken Stirnschädelgegend mit ausstrahlenden Knochenbrüchen gegen die linke äußere Augenhöhle, Quetschungen an der Vorderseite des unteren linken Oberschenkels und an der Innenseite des linken Fußgewölbes, postmortale Fraktur des ersten Phalangealknochens am dritten Finger links . . . .

Gutachten: Der Tod trat durch ein stumpfes Trauma gegen den Schädel ein, welches zumindest zweimal mit großer Gewalt einwirkte und eine größere Einwirkungsfläche zeigte (großer Stein oder ähnlicher Gegenstand). Das Trauma führte zu massiven Schädelbrüchen. Die Quetschungen am linken Oberschenkel und am innern Rand des linken Fußgewölbes stammen mit größter Wahrscheinlichkeit von dem Stein oder Gegenstand, der gegen den Kopf der an einer Felswand mit dem Rücken gelehnt sitzenden Frau geschleudert wurde und von hier auf den abgewinkelten Oberschenkel fiel. Der Gegenstand ist, was mit Sicherheit anzugeben ist, nicht von der oberen Leiste der Felswand herabgestürzt, da die Schädelverletzung nur seitlich und vorne an diesem zu finden ist. Ebenso kann mit Sicherheit angenommen werden, daß die Tote nicht über die Felswand abgestürzt ist (Lokalaugenschein), auch konnten keine Spuren eines Sexualverbrechens nachgewiesen werden.

Bei Aufnahme des n e u r o l o g i s c h - p s y c h i a t r i s c h e n B e f u n d e s des B., die bei beiden psychiatrischen Untersuchungen in der Anstalt und im Gefangenhaus des KG.W., abgesehen davon, daß er in der Anstalt die Tat entschieden leugnete, folgendes vollkommen übereinstimmendes, auszugsweise wiedergegebenes Ergebnis zeitigte, zeigt sich B., nachdem die Erregung zu Beginn der Untersuchung abgeklungen war, ruhig und geordnet, gibt unter anfänglichem Anlautstottern Namen und Personalien richtig an und ist auch zeitlich und örtlich vollkommen orientiert. Bei Beantwortung der gestellten Fragen bleibt er an den ersten Buchstaben haften, wiederholt Buchstaben, bis es nach Überwindung des leichten Krampfes der Sprachmuskulatur zu freiem Sprechen kommt, wobei sich erst wieder bei Erregung diese Sprachstörung bemerkbar macht. Sprachverständnis, Wortfindung sind gut und auch das Nachsprechen von Testworten gelingt nach Überwindung der krankhaften Störung fehlerfrei. Es findet sich also weder eine aphasische noch auch eine bulbäre oder pseudobulbäre Sprachstörung, sondern es handelt sich um ein mit sechs Jahren nach einem Sturz über eine Stiege aufgetretenes Anlautstottern, das bis zum fünfzehnten Jahre anhielt und dann erst wieder nach dem Panzerabschuß 1943 auftrat. Der Geruchs- und Geschmackssinn sind frei, es sind auch keine krankhaften Störungen des Gesichtssinnes festzustellen. Von Seiten des Gehörsinnes wurden bei schlechterem Hören rechts Ohrgeräusche, ein Rauschen rechts, wie wenn er vor einem Wasserfall stünde, gemeldet, das zeitweise wieder aufhöre und meist nur dann auftrete, wenn er einen Schnupfen habe. Nach dem Schneuzen höre er oft nach einem Knacksen vorübergehend nichts; wenn er dann bei geschlossenem Mund und zugehaltener Nase Luft einzuziehen versuche, höre er wieder. In Übereinstimmung mit dem rechtsseitigen Trommelfellbefund, der für Flüstersprache auf drei Meter rechts herabgesetzten Hörschärfe, der Mitteilung, daß er nach dem Einschlagen der Granate in den geschlossenen Panzer aus dem rechten Ohr und aus der Nase geblutet habe, wurden diese Störungen als peripher bedingt und als Folge einer durch den Überdruck bei der genannten Panzerexplosion bedingten Ohrverletzung aufgefaßt. Gehörhalluzinationen sind nicht erhebbar, hingegen berichtet er von einem lebhaften Traumleben von Kriegserlebnissen, in dem er mehrmals monatlich im Traume schießen höre, die Russen kommen sehe, nicht fliehen könne und schweißgebadet in einem Angstzustande erwache. Im Wachzustand und hypnagog treten solche Zustände nicht auf. Es macht sich eine leichte Konzentrationsschwäche bei einer leichten Erschwerung der Auffassungsfähigkeit, eine leichtgradige Vergeßlichkeit und auf dem Gebiete seines Gemüts- und Willenlebens einerseits eine gewisse Gemütsstumpfheit und Affektarmut bemerkbar, die sich fallweise fast bis zu einer Apathie steigert, die aber bei Erörterung seiner Straftat dann in einer gesteigerten affektiven Erregbarkeit ins Gegenteil umschlägt. Er wird dann zornmütig erregt, spricht, wie erwähnt, von Justizmord und verlangt seine Hinrichtung. Dann tritt aber wieder bei Erörterung der Straftat manchmal eine gewisse Zerstreutheit, Befangenheit, intrapsychische Hemmung auf, bei traumhaftem Gesichtsausdruck, besonders wenn auf Kriegserlebnisse übergegangen wird, ohne daß die Rede von einem G a n s e r schen Symptomenkomplex im Sinne eines hysterischen bzw. psychogenen Dämmerzustandes die Rede sein könnte. Auch die entsprechenden Untersuchungen, wie mit der H e i l b r o n n e r schen Bilderreihenmethode, ergeben keine krankhaften Ergebnisse. Sein Schul- und Lebenswissen entspricht der genossenen Schulbildung und seiner Lebensstellung. Er liest fehlerfrei, läßt keine Worte und Silben aus und liest auch nichts dazu, er rechnet auch fehlerfrei und zählt auch mit Auslassen vor und zurück bis 100 entsprechend rasch. Sein Vorstellungsinventar ist ein entsprechendes. Unterschieds-Definitions-Generalisationsfragen ergeben ebenso befriedigende Resultate wie die Prüfung seiner Kombinationsfähigkeit, wenn auch ein leichteres Ermüden und die erwähnten Konzentrationsstörungen sich zeitweise geltend machen. Das gleiche gilt für die Prüfung seiner Assoziationsfähigkeit. Den Unterschied zwischen Berg und Gebirge beantwortet er:

„Das Gebirge ist eine Kette, d. s. mehr Berge, und ein Berg ist nur ein einzelner", den zwischen Lüge und Irrtum: „Irrtum, d. h. wenn man es hört und nicht richtig versteht, Lüge kommt vom Menschen selbst, d. i. überlegt." Auf die Frage, was er unter einem Verbrechen verstehe: „Wenn ich einen anderen schädige, etwas wegnehme oder ungerechterweise etwas in eigenen Besitz nehme." Auf die Frage, was ist ein Mord und wer ist ein Mörder, antwortet er: „Wenn jemand erschossen und erschlagen wird", und auf die Frage, was ist ein Totschlag: „Ist auch ein Mord." Auf die Frage: Was ist das Wesentliche eines Verbrechens? Antwort: „Herr Doktor, da müßte ich fragen, und — und das ist —, daß einer darnach Sühne tun muß!" Auf die Frage: Was ist das, wenn einer mit dem Auto überfahren wird oder mit der Eisenbahn und dabei das Leben verliert? Antwort: „Das ist ein Unglück." Auf die Frage: Was ist für ein Unterschied zwischen der unglücksmäßigen Tötung eines Menschen und der verbrecherischen Tötung? Er antwortet: „Die unglücksmäßige Tötung eines Menschen, da kann man den Menschen nicht so schwer bestrafen, der was dieses Unglück herbeigerufen hat! Es kann auch sein, daß der Verunglückte selbst in das Unglück gestürzt ist, unverhofft." Frage: Wie ist es bei der verbrecherischen Tötung eines Menschen? „Das ist dann, wenn einer ein Verbrechen macht, einen Einbruch oder was, und er dabei gestellt wird." Frage: Wann halten Sie einen Menschen für einen Verbrecher? Antwort: „Wenn er dies mit Absicht macht!"

Die körperliche Untersuchung des mittelgroßen, mit kräftiger Muskulatur und kräftigem Knochenbau ausgestatteten B. ergibt an dem mesozephalem Schädel bei Perkussion keine auffallende Schalldifferenz, bei Beklopfen des Hinterhauptes und der Pyramidengegend eine mäßige Empfindlichkeit, wobei zeitweise leichte fibrilläre Zuckungen in der Gesichtsmuskulatur auffallen. In der Gegend des rechten Schläfenbeines findet sich eine ungefähr drei Zentimeter lange, lineare, am Knochen nicht adhärente Narbe bei etwas verdickter Beinhaut als Folge der Bombensplitterverletzung im Juli 1944. Desgleichen finden sich, von den genannten Verletzungen herrührend, am Körper Narben am Unterschenkel, an der linken Ellenbeuge. Die Austrittspunkte sowohl des N. trigeminis wie auch des N. occipitalis sind frei. Die Pupillen sind gleichweit, mittelweit, rund, reagieren prompt auf Licht und Konvergenz. Leichtester horizontaler Nystagmus in Mittelstellung. Übrige Hirnnerven frei. Der Hals ist kurz, gedrungen, die Schilddrüse leicht vergrößert, es besteht starkes Nachröten der Haut nach Bestreichen, die Handflächen sind feucht, es besteht Achselschweiß, keine apraktischen Störungen, kein Zittern der gespreizten Finger, keine Störung beim Zeigefingernasenversuch. Das Abdomen ziemlich fettreich, im Niveau des Thorax, Leber, Milz nicht tastbar. Die Bauchdeckenreflexe beiderseits in allen Quadranten gut auslösbar. Kremasterreflex beiderseits lebhaft auslösbar. Die unteren Extremitäten beiderseits gleich stark muskulös entwickelt, der Tonus der Muskulatur ist gut, Zeichen von abnormer Spannung oder Verspannung der Muskulatur sind nicht nachweisbar. Die Kniesehnenreflexe beiderseits lebhaft auslösbar, links etwas lebhafter als rechts. Kein Patellarklonus. Die Sensibilität der unteren Extremitäten beiderseits gleich ungestört. Babinski rechts sicher negativ, links positiv. Oppenheim rechts sicher negativ, links bei wiederholter Untersuchung angedeutet. Die oberen Extremitäten sind frei beweglich, die grobe motorische Kraft des linken Armes ist bei Faustschluß etwas schwächer. In der Gegend des linken Ellenbogens beim Epikondylus medialis kleinkalibrige Einschußnarbe, in der Gegend der Fossa cubiti etwas größere Ausschußnarbe nach Maschinenpistolenverletzung. Der Knochen unversehrt, die Sensibilität im Bereiche des Daumenballens etwas herabgesetzt. An der linken Tibia, handbreit ober dem Knöchel, eine ca. 1¹/₂ cm lange Narbe nach Granatsplitterverletzung. Die Beinhaut ist dort deutlich verdickt. Diese Narbe, die selbst hypästhetisch ist, könnte den Babinski- und Oppenheimreflex in seiner Auslösung leicht beeinträchtigen. Romberg negativ, keine Ataxie der oberen und unteren Extremitäten.

Der O h r e n b e f u n d ergibt ein eingezogenes rechtes Trommelfell, das matt ist, beim Schließen der Nase und Blasenlassen ist subjektiv wie objektiv ein leichtes Knacken im rechten Ohr nachweisbar, links normaler Befund, Hörschärfe rechts gleich links, normal 1 6/6.

Die am 31. Oktober 1947 in der Anstalt N. durchgeführte L u m b a l p u n k t i o n ergibt einen hellen, wasserklaren Liquor, der Druck ist erhöht, Eiweiß bzw. Globulinvermehrung, Pandy starke Trübung, Nonne Appelt angedeutet, Takata negativ WaR (Liquor) negativ, ebenso Müller Ballung Reaktion negativ, Quekkenstedt wurde nicht gemacht.

Blutprobe auf Meinicke und Kahn negativ (Bfd. v. 18. X. 1947). Der R ö n t g e n b e f u n d vom 14. Oktober 1947 Dr. W.: „Die Aufnahmen des Schädels in mehreren Ebenen lassen eine Knochenverletzung der Schläfe oder des Hinterhauptbeines nicht mehr erkennen. Eine restitutio ad integrum innerhalb dreier Jahre wäre möglich. An sonst auffallenden Veränderungen sind unter anderem erkennbar: erweiterte, sternförmig verzweigte Diploevenen. Nahe dem Tuber parietale dextrum stellenweise beträchlich vertiefte Impressionen, die an einzelnen Stellen bis fast zur Tabula externa reichen. Im Bereiche des os parietale dextrum et sinistrum besonders lateral. Die Fossa subarcuata der linken Pyramide ist beträchtlich vertieft (ca. um das Doppelte als normal), Hypertrophie der Concha nasalis inferior sinistra. Bei Vorliegen einer Stauungspapille und anderen Zeichen von Hirndrucksteigerung käme differentialdiagnostisch auch ein Tumor in Frage.“

Die Untersuchung der i n n e r e n O r g a n e ergibt bei einem breiten, gut gewölbten und kräftigen Brustkorb hellen Klopfschall über den Lungen, gut verschiebliche Lungengrenzen, reines vesikuläres Atmen und kein Rasseln. Der Spitzenstoß im V. IKR. Die Herzdämpfung liegt in normalen Grenzen, ist nicht verbreitert, die Herztöne sind rein, es finden sich keine Geräusche, die Herztätigkeit ist regelmäßig, 78 in der Minute, die peripheren Gefäße sind rigide, der Puls ist kräftig, gut gefüllt, seitengleich, der Blutdruck nach Riva Rocci beträgt 135/90.

Da Zweifel an der Zurechnungsfähigkeit des B. auftauchten, wurde dieser, nachdem durch die beiden erstzugezogenen Psychiater Dr. P. und Dr. D. wegen der schwierigen Lage des Falles eine Anstaltsbeobachtung beantragt wurde, in der Nervenheilanstalt N. durch Dr. D. und Dr. P. in der Zeit vom 18. September 1947 bis 4. Februar 1948 einer psychiatrischen Untersuchung und Beobachtung unterzogen.

Die Z u s a m m e n f a s s u n g im psychiatrischen Gutachten der Anstalt N. (Dr. P.) besagt: „Bei dem Untersuchten handelt es sich um einen Menschen mit vermindert widerstandsfähigem Nervensystem. Im Juli 1944 erlitt er neuerdings eine Schädelverletzung in der rechten Schläfengegend und im Hinterhaupt, wo es angeblich zu einem Bruch des Hinterhauptbeines kam. Im Anschluß an diese Verletzung war der Untersuchte zwei Tage bewußtlos und befand sich zwei bis drei Wochen in Lazarettbehandlung. Er war inzwischen in die amerikanische Kriegsgefangenschaft gekommen, wo er bis zum Frühjahr 1945 vier bis fünf Anfälle hatte, bei denen er fürchterlich schrie und um sich schlug. Er glaubt, daß er diese Anfälle durch die dort herrschende Hitze bekam. Nach der Beschreibung der Schädelverletzung im Juli 1944 bestand damals eine leichte Gehirnerschütterung. Zu dem an sich minderwiderstandsfähigen Nervensystem kam jetzt noch die Schädelverletzung mit der vermutlichen Gehirnerschütterung, in deren Gefolge Ausnahmezustände auftraten, die in die Gruppe der hysterischen Erregungszustände zu rechnen sind.

Aus der Anamnese ist weiter zu entnehmen, daß der Untersuchte an seinem Arbeitsplatz ein so aufgeregtes Benehmen zeigte, daß man ihn vom Werkschutz weggab, als dieser Waffen bekam, weil man befürchtete, daß der Untersuchte mit einer Waffe gefährliche Handlungen begehen könnte. Er selbst gibt an, daß er seit der letzten Kriegsverletzung vergeßlicher und zerstreuter geworden sei. Durch die direkte schädigende Einwirkung auf das Gehirn kam es zu einer Verschlimmerung der allgemeinen nervösen Konstitution des Untersuchten, er wurde in seinem Verhalten jene psychopathische Persönlichkeit, die gesteigerte Erregbarkeit, Zerstreutheit und hysterische Zustände zeigte. Aus der Anamnese ist weiter zu entnehmen, daß der Untersuchte öfters, besonders bei

großer Hitze, Ohrgeräusche hatte, die nach dem Röntgenbefund als
Folge der erlittenen Gehirnerschütterung und Prellung zu bewerten sind. Durch diese Schädelverletzung traten auch noch Sensibilitätsstörungen leichten Grades auf. Die angeführten Ohrgeräusche sind aber nicht als Sinnestäuschungen zu bewerten, sondern
lassen sich durch anatomische Veränderungen infolge der erlittenen Schädelverletzungen erklären. Die schon konstitutionell bedingte gesteigerte nervöse Erregbarkeit wurde durch die geschilderten anatomischen Schädigungen noch vermehrt, so daß auch
die Ausscheidung aus dem Werkschutz wegen der Unbeherrschtheit
des Untersuchten verständlich ist. Diese Überempfindlichkeit und
gesteigerte Erregbarkeit ließen es schon als möglich erscheinen,
daß der Untersuchte in einem solchen Aufregungszustande impulsive Handlungen begeht, deren Ausmaß er zuerst nicht richtig ab-
schätzt. Bei solchen Handlungen aber kommt es nicht zu einem
vollen Verlust des Bewußtseins, der Betreffende kann sich an seine
Handlungen schon erinnern, er ist nur im Momente der Handlung
infolge der Aufregung nicht imstande, diese zu dosieren. Es ist
nun die Frage zu beantworten, ob der Beschuldigte zur Zeit der
Tat sinnesverwirrt war, so daß er für sein Handeln in keiner Weise
verantwortlich ist. Aus der Anamnese und der länger dauernden
Beobachtung sind keine Anhaltspunkte dafür gegeben, daß er an
einer schweren Geisteskrankheit litt oder leidet, daß er an einem
krankhaften Trieb litt, dem er nicht widerstehen konnte. Gegen
das Vorhandensein eines vorübergehenden Dämmerzustandes zur
Zeit der Tat spricht hauptsächlich das Fehlen von Störungen der
Merkfähigkeit und des Gedächtnisses. Zeichen eines Schwachsinnes
höheren Grades konnten ebenfalls bei den verschiedenen Untersuchungen nicht festgestellt werden.

Aus der A k t e n l a g e ist zur inkriminierten Tat zu entnehmen, daß der Untersuchte abwechselnd leugnete und dann wieder
ein Geständnis ablegte, dann wieder Angaben über den Fund einer
Leiche machte, was er später als Renommieren hinstellte. Bei diesem Renommieren fällt auf, daß der Untersuchte ganz spontan zu
der Beschließerin von dem Leichenfunde sprach. Daraus ist wohl
zu schließen, daß der Vorfall mit der Leiche auf ihn einen großen
Eindruck machte. Es ist ja hier nicht zu untersuchen, ob das Geständnis oder der Widerruf desselben der Wahrheit entspricht, es
ist aber möglich, daß der Untersuchte infolge seiner psychischen
Labilität zu der Abwehrreaktion schritt, daß er der schreienden
Frau einen Stein an den Kopf warf, um sie zum Schweigen zu bringen. Als er dann die Folgen seiner Impulsivhandlung sah, voll-
führte er dann weitere Handlungen, die ihn mit dem Gesetz in Konflikt bringen, er nahm von der Toten Sachen an sich. Diese warf
er dann aber wieder weg, weil er nun schon ruhiger überlegen
konnte und sich der Tragweite seiner Handlung — Raubmord,

wie er bei der Untersuchung eine solche Handlung selbst bezeichnete — bewußt wurde. Je weiter er sich zeitlich von seiner Impulsivhandlung entfernte, desto mehr begann er in Ruhe das Erlebte zu überdenken, und es begann sich in ihm deutlich das Schuldbewußtsein zu regen, mit dem die Furcht vor der Strafe kam. Diese seelische Unruhe suchte nach einer Abwehrreaktion, und diese äußerte sich dadurch, daß der Untersuchte unaufgefordert von dem Erlebnis mit der Leiche erzählte, sozusagen durch ein teilweises Geständnis sein Gewissen erleichterte, aber in klarer Erkenntnis seiner Lage den wirklichen Hergang der Tat nicht erzählte. Aus der Anamnese und den Beobachtungen in der geschlossenen Anstalt ist festzustellen, daß der Untersuchte ein psychisch labiler Mensch ist, der bereits einen psychischen Zusammenbruch durchmachte. Durch das Schreien der Frau kam es zu einer Abwehrreaktion, die er mit einer gewalttätigen Handlung ausführte. Seine Handlung war infolge seiner reizbaren Veranlagung unüberlegt und sinnlos, am ehesten der Handlungsweise eines Kindes vergleichbar, das in einem momentanen Schrecken vor einem ihm unerklärlichen Geräusch, z. B. in einem Gesträuch, gegen dieses einen Stein wirft, obwohl es bei ruhiger Überlegung wüßte, daß es durch diesen Stein einen solchen Angreifer kaum unschädlich machen könnte. Der Beschuldigte ist nach dem Erkenntnisse der durchgeführten Untersuchungen und der Beobachtungen nicht geisteskrank in dem Sinne, daß er seiner Sinne voll beraubt wäre, er ist aber bestimmt ein Mensch, der infolge seines labilen Nervensystems sich zu Affekthandlungen hinreißen läßt, deren Verlauf und Ergebnis er später genau erzählen kann und die er dann auch richtig beurteilen kann, während zur Zeit der Tat infolge der impulsiven Erregung das Urteilsvermögen getrübt war. Der Untersuchte ist wohl nicht als voll unzurechnungsfähig zu bewerten, da Zeichen einer Geisteskrankheit, Geistesschwäche und Anhaltspunkte mit vollständigem Verlust des Bewußtseins durch einen Dämmerzustand nicht festgestellt werden konnten. Der Untersuchte ist aber zu jenen Menschen zu rechnen, die infolge einer veranlagten Reizbarkeit und infolge der erlittenen schweren Kopfverletzungen gegen unangenehme Einwirkungen von außen abnorm heftig reagieren und in dieser abnormen Reaktion ihre Handlungen nicht mehr richtig abschätzen können, sozusagen eine Überschreitung der gerechten Notwehr begehen. Schließt dieser Zustand auch die Verantwortungsfähigkeit nicht voll aus, weil ja der Beschuldigte seine Handlung weiß, den Erfolg seiner Handlung richtig beurteilen kann, so ist die in dem vorliegenden Falle gesteigerte Erregbarkeit sicher als Milderungsgrund zu bewerten."

In ähnlichem Sinne spricht sich der zweite Begutachter Dr. D. in seinem Gutachten aus.

Die Anklageschrift der Staatsanwaltschaft W. vom 19. April 1948 beantragt, H. B. wegen Verbrechens des Mordes nach § 134 Strafgeseß und nach § 136 Strafgeseß zu bestrafen. In der Begründung heißt es nach Anführung der bereits bekannten Vorgeschichte u. a. . . . . : „Da nach all diesen Umständen Zweifel an einer Zurechnungsfähigkeit auftauchen, wurde er in die Heilanstalt N. zur längeren Beobachtung eingewiesen, doch kommen beide zugezogenen Psychiater zum Schluß, daß er als geistesgesund und strafrechtlich verantwortlich zu bezeichnen sei, wohl aber liege eine verminderte Zurechnungsfähigkeit vor.

Die endgültige Klärung der Frage seiner strafrechtlichen Verantwortlichkeit wird in der Hauptverhandlung zu erfolgen haben."

Der über Auftrag der Staatsanwaltschaft W. als dritter Begutachter zugezogene V e r f a s s e r erstattete folgendes Gutachten: „ . . . . Bei der vom Gefertigten vorgenommenen Untersuchung geht B. zunächst denselben Weg und spricht erregt mit rotem Kopf, Schwißen und Zittern von einem Justizmord, dem er zum Opfer falle. Erst Schritt für Schritt gelingt es, ein zusammenhängendes Bild über Hergang und Ablauf der Tat zu erhalten.

Zum vollen Verständnis der Persönlichkeit des B. und zur richtigen psychologischen und psychiatrischen Wertung der Genese und des Ablaufes der ihm angelasteten Tat bedürfen folgende Faktoren einer eingehenderen besonderen Berücksichtigung und Erörterung, als deren Resultate die Strafhandlung zu werten ist:

1. Die angeborenen, in der Anlage, also in der Konstitution bedingten körperlichen und seelischen Persönlichkeitsäußerungen, die psychophysische Persönlichkeitsstruktur des B., mit dem durch Umwelteinflüsse und -reize (Kriegserlebnisse und Nahkampfschreckerlebnisse etc.) zur Entwicklung gekommenen Erscheinungen und seelischen Eigenheiten, die zu einer weiteren Entwicklung bzw. Verschlimmerung der ungünstigen Anlagefaktoren führten, sowie die körperlichen Reaktionen auf Ermüdung, Erschöpfung, Hiße etc. auf Grund dieser Anlage.

2. Der ungünstige Einfluß von schweren Schädelverleßungen mit Hirnschädigungen auf die körperliche und seelische Verfassung des B.

3. Das Zusammenwirken dieser Faktoren bei der Entwicklung und im Ablaufe der Tat.

So ist zusammenfassend B. unter Berücksichtigung seiner konstitutionell bedingten seelischen und körperlichen nervösen Gegebenheiten als ein weicher, leicht erregbarer, stark phantasiebegabter Psychopath mit psychogener Reaktionsbereitschaft auf Affekt bzw. unlustbetonte Erlebnisse bei einer vasoneurotischen Konstitution zu werten, wobei Kriegsstrapazen und Schreckerlebnisse einen ungünstigen Einfluß ausübten und reaktionsauslösend wirkten.

Auf dieser angeborenen körperlichen und seelischen Grundlage kommt es nun bei B. zu zwei schweren Schädelverleßungen mit Hirnschädigung, von denen die eine, eine relativ leicht ablaufende Überdruckwirkung durch Explosion bei Panzerabschuß mit Blutungen aus Mund, Nase und Ohr, einen Schädelgrundbruch nicht mit Sicherheit ausschließen läßt, die zweite mit einer Bombensplitterverletzung der rechten Schläfe und einem Bruch der Hinterhauptschuppe infolge Sturz von einer Mauer, allein oder zusammen mit der ersten, die neurologischen Ausfallserscheinungen in Form von Halbseitensymptomen, den erhöhten Hirndruck mit dem heute noch krankhaften Hirnwasserbefund, (Drucksteigerung und Eiweißvermehrung) sowie die schweren, im Röntgenbilde des Schädels aufscheinenden, durch den Hirndruck bedingten Strukturveränderungen zur Folge hat, wobei es nichts zu sagen hat, daß heute Bruchlinien nicht mehr festzustellen sind.

Es sind nun zunächst die Fragen zu beantworten:

1. Als Ausdruck welchen Krankheitsgeschehens sind die erhobenen Befunde zu werten und

2. spielen sie für das Entstehen der Straftat eine Rolle und welche? Welche sind die Zusammenhänge zwischen den Folgen und Äußerungen dieser krankhaften Befunde und der Straftat?

Zu 1. In der Krankengeschichte der Anstalt N. (Bl Zl. 183) scheint die Abschlußdiagnose „reizbarer Zustand nach commotio cerebri" auf, wobei jedoch in derselben (S. 189) von der „Annahme einer damaligen schweren Schädelverletzung (commotio cerebri), wenn nicht „contusio cerebri" gesprochen wird, also dem wesentlich folgenschwereren Krankheitsbild einer Hirnquetschung. Im Gutachten Dr. P. (Bl. 122) wird aber von einer „leichten" Hirnerschütterung bzw. einer „vermutlichen Hirnerschütterung" gesprochen, zugleich aber als Folge der Schädelverletzungen von „Sensibilitätsstörungen leichten Grades" und weiters zugleich von „anatomischen Schädigungen", wie sie auch als Folgen schwerer Hirnerschütterungen nicht zu beobachten sind, jedoch in das Krankheitsbild einer Hirnquetschung (contusio cerebri) fallen. Ganz abgesehen davon, daß die Hirnerschütterung selbst bei Vorliegen einer traumatischen Hirnleistungsschwäche mit Konzentrations-, Denk- und Willensstörungen, wie im vorliegenden Falle, an und für sich ein reversibler Vorgang ist, eine leichteste und leichte Hirnerschütterung subjektiv und objektiv nach sechs bis zehn Krankheitswochen, schwerste erst nach zwei- bis dreijähriger Krankheitsdauer abheilen, spricht der erhobene Hirnwasserbefund, der außer der Drucksteigerung, im Gegensatz zum normalen Eiweißgehalt des Hirnwassers bei der Hirnerschütterung, eine Eiweißvermehrung aufweist, für chronisch entzündliche Veränderungen an den Hirnhäuten bzw. entzündliche Zystenbildung (die für die Diagnose wichtige Zellzahl des Hirnwassers fehlt leider) als Unfallsfolgen und damit zusammen mit dem klinischen Befund von Halbseitenerscheinungen links mit den Reflexdifferenzen und

Pyramidenbahnsymptomen für eine Hirnquetschung (contusio cerebri), die mit einer auch im Röntgenbilde vom 14. Oktober 1947
Dr. Ws. zum Ausdrucke kommenden Hirndrucksteigerung in
Form stark erweiterter, sternförmig verzweigter Diploevenen mit
stellenweise beträchtlichen Impressionen, die an einzelnen Stellen
bis fast zur tabula externa der Scheitelbeine beiderseits reichen,
die Diagnose einer chronischen Meningitis serosa nach contusio
cerebri rechtfertigen. Es sei dazu angeführt, daß eine das Doppelte
des Normalen betragende Vertiefung an der linken Pyramide sogar dem Röntgenologen (S. 187) Anlaß gab, an einen Hirntumor zu
denken. Eine enzephalographische Untersuchung (eine Luftfül-
lung des Gehirns), die noch weitere, für die psychiatrische Untersuchung jedoch nicht ausschlaggebende Klärung bringen könnte,
wurde nicht vorgenommen. Es handelt sich somit beim B. um die
Folgen einer Hirnquetschung (contusio cerebri) in Form chronisch
entzündlicher Veränderungen an den Hirnhäuten im Sinne einer
chronischen Meningitis serosa (chronische Hirnhautentzündung)
als Folge der erlittenen Kriegsverletzungen, die sowohl in den angeführten neurologischen Ausfallserscheinungen sowie im Hirnwasser und Röntgenbefunde, wie auch auf psychischem Gebiet, in
den Erscheinungen einer organischen, traumatischen Hirnleistungsschwäche zum Ausdruck kommt, wie auch in einer Steigerung der
schon vor dem Unfalle bestandenen vasoneurotischen Erscheinungen und psychopathischen Eigenheiten. Die in der Anstaltskranken-
geschichte und auch im Vorgutachten erwähnte Gleichgültigkeit
und Gemütsstumpfheit neben Erregungszuständen ist als Folge der
traumatischen Hirnleistungsschwäche zu werten, daher nicht konstitutionell bedingt. Das gleiche gilt für die Klagen über mangeln-
des Konzentrationsvermögen, eine Erschwerung der Auffassung
und die abnorme Ermüdbarkeit.

Zu 2. Die sowohl durch den neurologischen Befund, die Hirn-
wasseruntersuchung wie den Röntgenbefund sichergestellten Ver-
letzungsfolgen in Form chronischer Veränderungen an den Hirnhäuten mit Hirndrucksteigerung haben Stauungen in der Blut-
zirkulation innerhalb der Schädelkapsel zur Folge, deren Ausmaß
stark von den äußeren Lebensbedingungen der Verletzten abhängt
und die erfahrungsgemäß bei Hirnverletzten unter dem Einfluß
von Hitze, körperlicher Beanspruchung und Ermüdung, Schreck,
Erregung etc. große Schwankungen erfahren, in deren Verlaufe es
bei den Hirngeschädigten zu vorübergehenden Bewußtseinstrü-
bungen, Erregungszuständen und Affektentladungen kommt, wobei das Auftreten derartiger Zustände bei Psychopathen und Va-
soneurotikern noch durch die hochgradige Labilität ihres Nerven-
und Gefäßsystems und dem davon abhängigen psychischen Gleich-
gewicht begünstigt wird. So vermerkt auch der Bericht der Stickstoffwerke, in denen B. vor der Tat arbeitete, daß der sonst gut

beschriebene B. schon auf lautes Ansprechen hin in einen Erregungszustand gerät mit einem dem gegebenen Reize nicht angemessenen Aufwand an seelischen und körperlichen Manifestationen. In der Krankengeschichte (S. 189) wird auch von einem lebhaften Traumleben von Kriegsereignissen gesprochen und davon, daß er „Übergänge des vollen Wachbewußtseins bis zur Grenze des leichten Dämmerzustandes" zeigt, sobald von Kriegserlebnissen, Nahkampfhandlungen oder von dem inkriminierten Tatbestande die Rede ist. Es wird auch (S. 188) angeführt, daß B. besonders in der heißen Zeit unter einer Art „Hitzekoller" leidet und vor einem Jahr öfters stundenlang von zu Hause weggehen mußte, ohne zu wissen warum, in den Wald ging, sich an einen Bach setzte und den Drang hatte, wegzugehen, abends aber wieder zurückkehrte.

Auch die heute vorgenommene Untersuchung ergibt das Bereitliegen stark affektbetonter Abwehrmechanismen im Unterbewußtsein bei Erörterung seiner Kriegserlebnisse und besonders der Nahkampfhandlungen, die bei dem psychisch und nervös labilem jungen Menschen von starkem und nachhaltigem Eindruck begleitet waren und deren bloße Erinnerung heute noch glaubhaft in ihm ein Gefühl von Angst und Sichwehrenmüssen auslöst. Wie bei allen mit derartigen seelisch und körperlich bedingten Angsterscheinungen Behafteten lösen vor allem Gesichtseindrücke, die in der Erinnerung mit einem Schreckerlebnis verbunden sind, ebenso akustische und sonstige optische Reize, wie sie im Kriegserleben eine große Rolle spielen, diese im Unterbewußtsein bereitliegenden reflektorischen Abwehrmechanismen aus, besonders dann, wenn sich die äußeren Bedingungen für das Auftreten derselben wie die erwähnten Vorbedingungen körperlicher Ermüdung, Hitze gegeben sind.

Wie auch der Gendarmeriebericht besagt, herrschte am Tage der Tat in den Latschenmulden des Höllengebirges drückende Hitze. B. berichtet glaubwürdig, daß er, vollkommen ungeübt und nicht entsprechend für eine Bergtour ausgerüstet, unter dieser stark zu leiden hatte, stark schwitzte und sich den ganzen Tag in einer ängstlichen Stimmungslage befand, die er besonders deutlich fühlte, als er sich von seinen Kameraden getrennt hatte, um zu einem Schneebrett zu gehen, wie er es das erste Mal im Leben sah, da er überhaupt das erstemal auf einem Berg war. Die Ruhe ringsum habe in ihm Angst ausgelöst, wiewohl er sonst nicht feige sei. Unter diesen äußeren Bedingungen traf ihn nun der Anblick der vermutlich vor Schreck und Angst aufschreienden Frau mit den von B. wiedergegebenen seelischen Reaktionen.

Z u s a m m e n f a s s e n d ist daher zu sagen:

Das Fehlen jeglicher erkennbarer Beweggründe und Motive zu dieser unmotivierten Handlung, die unter dem sichtlichen Einflusse in der Persönlichkeit des B. bereitliegender schreck- und angstbetonter Erinnerungsbilder durch den Anblick der vermutlich vor Schreck erstarrten Frau, auf ihr Schreien bzw. auf akustische und optische Reize in wenigen Minuten zum Ablauf kommt, weiters die Art des Vorbringens und die Schilderung des seelischen Ablaufes dieser Handlung bei den erwähnten psychischen und körperlichen Voraussetzungen ergeben den zwingenden Schluß, daß es sich bei der Straftat des B. um eine impulsive reflektorische Abwehrreaktion in einer Schreckemotion bei einem Menschen mit einem minderwertigen, durch schwere organische Hirnschädigung weitergeschädigten Nervensystem, also einem hirngeschädigten, weichen, sensitiven, phantasiebegabten Psychopathen, mit krankhaft gesteigerter affektiver Ansprechbarkeit, Erregbarkeit und Reaktionsbereitschaft bei vasoneurotischer Konstitution handelt, wobei diese Handlung jedoch bei erkennbaren fehlenden Motiven keine Tötungsabsicht beinhalten muß.

Bei der am 26. Mai 1948 stattgefundenen Hauptverhandlung vor dem Kreisgericht W. wurde auf Grund dieses Gutachtens, dem sich auch die beiden Vorbegutachter anschlossen, die Tat als eine Reaktiv- bzw. Reflexhandlung dargelegt, die eine Einengung des Bewußtseins bei Aufhebung der freien Willensbestimmung zur Folge hatte, so daß der sonst geistesgesunde B. zur Zeit der Tat als sinnesverwirrt und unzurechnungsfähig bezeichnet werden mußte.

Mit Rücksicht auf die nur unter nicht alltäglichen Bedingungen gegebene Gemeingefährlichkeit des B. und die Möglichkeit der Behandlung derselben durch eine fachärztliche Anstaltsbehandlung wurde vom Staatsanwalt, der auf Grund der Sachverständigengutachten von der Anklage zurückgetreten war, gemäß § 126 Entmündigungsordnung die Einleitung der Entmündigung und die Überstellung in eine von den Sachverständigen vorgeschlagene Anstalt für Hirnverletzte nach I. beantragt. B. wurde von der wider ihn erhobenen Anklage wegen Verbrechen des Mordes nach § 134 Strafgesetz freigesprochen, da der öffentliche Ankläger in der Hauptverhandlung vor Beendigung des Beweisverfahrens von der Anklage zurückgetreten war.

Am 31. Mai 1948 wurde B. an die neurologisch-psychiatrische Abteilung in I. überstellt, wo er bis Mitte Jänner 1949 in Behandlung stand und mit dem Bemerken entlassen wurde, daß „volle Arbeitsbelastung bei einem ruhigen Arbeitsvorgang manueller Natur ohne wesentlichen Anspruch auf Verantwortlichkeit und erhöhte Anpassungsfähigkeit beim Arbeitsprozeß möglich sei".

Am 24. Februar 1949 fand die gerichtsärztliche Untersuchung seiner Geschäftsfähigkeit über Antrag der Staatsanwaltschaft W. statt. Im Beschlusse des Bezirksgerichtes R. vom 8. Mai 1949 wird unter Berufung auf die Anstaltsbeobachtung und die anläßlich des Strafverfahrens abgegebenen psychiatrischen Gutachten sowie auf

das anläßlich des Entmündungsantrages vom 21. Februar 1949 abgegebene Gutachten (Dr. S.) angeführt: „Dieses Gutachten deckt
sich mit den vorangegangenen Gutachten, die B. als geistig gesund
bezeichnen und demselben nur eine vorübergehende Sinnesverwirrung zubilligten. Eine solche Sinnesverwirrung kann aber bei
jedem Gesunden auftreten und kann daher einer Geisteskrankheit
oder Geistesschwäche nicht gleichgeachtet werden. Die Sachverständige Dr. S. erklärt außerdem eine Entmündigung in diesem
Falle als auch gänzlich zwecklos, sie könnte weder dem öffentlichen Interesse dienen noch für den Entmündigten förderlich sein
und würde bei diesem gerade das Gegenteil erzielen. Der Staatsanwalt ist berechtigt, die Entmündigung wegen Geisteskrankheit
oder Geistesschwäche zu beantragen, wenn es das öffentliche Interesse verlangt, insbesondere wenn offenbar Gefahr besteht, daß der
Kranke andere gefährden könnte. Nach den obigen Gutachten,
welche für das Gericht maßgebend sind, liegt bei B. weder eine
Geisteskrankheit noch eine Geistesschwäche vor und ist kein
Kranker vorhanden, durch den andere gefährdet wären. Es liegen
damit die Voraussetzungen, welche den Staatsanwalt zur Antragstellung auf Entmündigung berechtigen würden, nicht vor. Dessen
Antrag war abzuweisen.
   Bemerkt sei noch, daß nach § 25, Absatz 2, zur Antragstellung
nur der Staatsanwalt beim Gericht erster Instanz, in dessen Spren-
gel sich das Entmündigungsgericht befindet, berechtigt ist. Auch
diese Voraussetzung liegt hier nicht vor."

Fall 2.

   Im zweiten Fall handelt es sich um den ebenfalls dreiundzwanzigjährigen Sicherheitswachebeamten R. E. aus H., der von der
Staatsanwaltschaft S. wegen Verbrechens des Schweinediebstahles
und des Mordes an dem ihn mit der Beute anhaltenden Gendarmen M. angeklagt wurde. R., ein im Kriege mehrfach ausgezeich-
neter Unteroffizier, hatte außer leichten Verwundungen bei zahlreichen Nahkämpfen im Dezember 1944 dadurch eine schwere
Schädelverletzung erlitten, daß seine ganze Gruppe beim Eingraben in einem Maschinengewehrloch von einem Panzer überfahren
wurde, wobei er erst nach zweitägiger Bewußtlosigkeit zu sich gekommen sei. Nach zweiwöchentlichem Liegen bei der Sanitäts-
gruppe des Trosses konnte er wegen seelischer Veränderungen
keine entsprechende Verwendung mehr finden. In russische Gefangenschaft gefallen, konnte er erst nach schwieriger Flucht ent-
kommen und eine Anstellung bei der Bundespolizei in S. und dann,
als man ihm ein Ansuchen um Ehebewilligung abschlug, mit
1. April 1946 bei der Sicherheitswache in H. finden. Eine Rente
wurde ihm nicht zuerkannt. Erst die neurologische und röntgeno-
logische Untersuchung anläßlich der angeordneten psychiatrischen

Untersuchung im September 1947, nachdem er straffällig geworden war, ergab einen durch Unfall bedingten Hirnschwund (traumatische Hirnatrophie) mit Verziehung der Hirnkammern bei entsprechenden neurologischen und psychiatrischen Ausfällen.

Aus der F a m i l i e n g e s c h i c h t e sei kurz angeführt, daß sich in dieser weder Nerven- noch Geisteskrankheiten noch Selbstmorde oder kriminelle Vorkommen erheben ließen. Selbst, das außereheliche Kind einer Hausgehilfin — sein Vater, ein Oberförster, war angeblich von Wilderern erschossen worden —, wuchs er bei Zieheltern, bei denen es ihm, abgesehen von wirtschaftlicher Not, sonst gut ging, auf. Aus seiner Kindheit berichtet er über Einnässen, das bis zum Schulbeginn anhielt, über Fraisen bis zum zehnten oder elften Jahre, weshalb er erst mit sieben Jahren den Schulbesuch begann, wo er bei erschwerter Auffassung und schlechtem Gedächtnis wegen einer Scharlacherkrankung eine Klasse wiederholen mußte. Wiewohl er Förster werden wollte, kam er mit vierzehn Jahren zu einem Tischler in die Lehre, wo er drei Jahre arbeitete, die Gesellenprüfung aber nicht mehr ablegen konnte, weil er Februar 1942 zum Reichsarbeitsdienst einrücken mußte. Wegen seines guten Verhaltens in einer Reichsarbeitsdienstführerschule nach Hohenems abkommandiert, wurde er bereits nach einem zweieinhalbmonatlichen Lehrgang Untergruppenführer und Ausbildner von Reichsarbeitsdienstmännern. Februar 1944 rückte er dann zu den Gebirgsjägern nach Innsbruck ein und ging nach dreimonatlicher Ausbildung als Oberschütze an die italienische Front zum Bandeneinsatz und dann mit einer Jägerdivision an die Ostfront und war von Mitte 1944 bis 6. April 1945 in den Karpathen. Er habe sehr viele N a h k ä m p f e mitgemacht und sei einen Tag vor der Verleihung der Nahkampfspange gestanden. An Kriegsauszeichnungen bekam er das Eiserne Kreuz erster und zweiter Klasse, das silberne Infanteriesturmabzeichen, die silberne Nahkampfspange und das Verwundetenabzeichen. Sein letzter Dienstgrad sei Unteroffizier gewesen. Neben verschiedenen Verwundungen bei Nahkämpfen, so einem Seitengewehrstich in den linken Daumenballen ohne Funktionsstörung, einer Granatsplitterverletzung im Nasenbereiche, beide ohne Lazarettaufenthalt, sei er, wie erwähnt, im Dezember 1944 beim Eingraben von einem Panzer überrascht worden. Er habe aus dem Maschinengewehrloch nicht mehr herausgekonnt, habe den Panzer kommen gesehen, der über das Loch hinwegfuhr, wobei die Erde nur deshalb nicht eingestürzt sei, weil alles festgefroren gewesen sei. Er glaube sich auch daran zu erinnern, daß er ein Rasseln gehört habe, dann erinnere er sich erst wieder, daß er nach etwa zwei Tagen beim Troß zu sich gekommen sei. Er weiß nichts von äußeren Verletzungen, vor allem auch nicht im Schädelbereich, zu berichten, nichts von Erbrechen, nichts von Blutungen aus Mund, Nase oder Ohren. Nach zweiwöchentlichem Liegen in der Sanitätsabteilung des Trosses sei er zum Jägerpanzerschutz gekommen, konnte aber, da er nach dem Unfall geistig verändert gewesen sei, die gestellten Aufgaben nicht durchführen. Am 20. Juli 1945 war er zu Hause angekommen, nachdem er sich aus der russischen Kriegsgefangenschaft durchgeschlagen hatte. Nach zweimonatlichem Aufenthalt bei den Pflegeeltern arbeitete er zwei Wochen als Oberbauarbeiter bei der Bundesbahn in B., ging von dort weg, weil er von einem Abbau hörte, und war dann vom 1. September 1945 bis 30. März 1946 Hilfswachmann bei der Bundespolizeidirektion S. und vom 1. April 1946 bis zu seiner Verhaftung provisorischer Wachmann bei der Sicherheitswache in H. Am 18. Mai 1946 hatte er seine jetzige Frau, die er seit Kindheit kannte und die ihm am 17. September 1947 einen Sohn schenkte, geheiratet. Die Ehe sei sehr glücklich und die wirtschaftlichen Verhältnisse ohne Schulden und geordnet gewesen.

Über seinen Gesundheitszustand und sein Seelenleben gibt er an, schon in der Kindheit leicht erregbar, nervös und empfindlich gewesen zu sein, bei Anstrengung und Aufregung habe er leicht zu schwitzen begonnen, sonst aber keine Beschwerden gehabt. Zur Schulzeit sei er mit seinen Mitschülern gut ausgekommen, sei zwar aufbrausend, aber schnell wieder versöhnt gewesen und habe damals wie auch bei der Wehrmacht als „guter Kerl" und guter Kamerad gegolten. Näheres über seine angeblichen Fraisen in der Jugend weiß er nicht zu berichten. Abgesehen von einer Blinddarmoperation und einem röntgenologisch nachgewiesenen, ausgeheilten Magengeschwür (1947) sei er immer gesund gewesen.

Nach der Verschüttung sei er „ein anderer" gewesen, wie seine Freunde meinten. Er habe zeitweise ein Gefühl von Druck und Stechen im Kopf, bald rechts, bald links, verspürt, dann wieder ein Schwarzwerden vor den Augen, wie ein Schwindelgefühl. Auch der Schlaf sei zeitweise gestört, dann fühle er sich wieder ganz wohl. Diese Zustände treten vorwiegend bei Erregung, Anstrengung oder Übermüdung und Hitze auf. Verschiedene, als Zeugen einvernommene Kameraden berichten über zeitweise absonderliche Zustände, die beinahe immer nach irgend einer Erregung, meist unlustbetonter Art, auftraten, wobei er selbst davon nichts berichtet, was wohl darauf zurückzuführen ist, daß ihm selbst dieses Verhalten vermutlich gar nicht aufgefallen bzw. zum Bewußtsein gekommen sein mag. Die Frau des R., K. R., berichtet auch über Anfälle mit Bewußtlosigkeit zur Volksschulzeit, bei denen er umgefallen, ganz blau geworden sei und Schweißausbrüche bekam. Er sei dabei ruhig, ohne Krämpfe, gelegen und habe, wenn man ihn aufhob, alles hängen lassen. Von einem Zungenbiß, Harn oder Kotabgang weiß sie nichts zu berichten. Diese Anfälle seien meist beim Spielen, bei großer körperlicher Anstrengung oder wenn ihm von der Mutter etwas verboten wurde, aufgetreten und dauerten ungefähr eine halbe Stunde. Sie traten alle paar Monate bis zur vierten Klasse Volksschule auf. Andere Zeugen berichten, daß er oft plötzlich sehr ernst geworden sei und keine Notiz von seiner Umgebung genommen habe. Er sei dabei oft praktisch nicht ansprechbar gewesen und habe sich dabei oft plötzlich entfernt. Seine Dienststelle bezeichnet ihn als nicht besonders diensteifrig, so daß er während seiner Dienstzeit nicht eine einzige Anzeige erstattet und schriftliche Arbeiten nicht erledigt habe, da er in diesen schlecht beschlagen war. Die an ihn gestellten Aufgaben habe er sonst zur Zufriedenheit erfüllt, sei ruhig und verschlossen, bei seinen Kameraden aber beliebt gewesen. Auch verschiedene andere Zeugen stellen ihm ein gutes Zeugnis aus. Einen Einbruchsdiebstahl, den er 1942 als Jugendlicher verübte und dessentwegen er drei Wochen Arrest bekam, bezeichnet er als Jugendstreich. Er gibt weiters an, früher stark geraucht zu haben, rauche jetzt mäßig, trinke wenig und verneint jede venerische Infektion ebenso wie Onanie in der Jugend.

Was nun die ihm angelastete S t r a f t a t anlangt, gibt er an: „Ich bin am 12. September 1947, um 17 Uhr, von S. weggefahren, um mir bei den Zieheltern meines Freundes aus dem Reichsarbeitsdienst Sch. J. einen gebrauchten Kinderwagen und außerdem Kartoffel zu holen. Wegen der Unsicherheit durch die Displaced Persons bin ich in Uniform gefahren und habe zwei Pistolen, meine 7,65-mm-Dienstpistole und meine private 6,35-mm-Pistole, die ich 1946 von einem Wachmann gekauft habe, mitgenommen. Die Dienstpistole habe ich stets entsichert und nicht gespannt mit einer Kugel im Lauf getragen, während die Privatpistole immer gesichert gewesen ist. Davon, daß ich zwei Pistolen bei mir führte, hatten die Vorgesetzten nichts gewußt, und ich habe mich zu einer Mitteilung oder Meldung darüber auch nicht verpflichtet gefühlt, da ich ja einen Waffenpaß besaß und die kleine Pistole nur zur Erhöhung meines persönlichen Schutzes, den ich als Angehöriger der Exekutive besonders nötig hatte, trug. Seit 1947 in H. ein Wachmann erschossen wurde, trage ich diese zweite Pistole immer bei mir. Auf der Hausbank bei den Zieheltern des Sch. sind wir auf die schlechte Versorgungslage zu sprechen gekommen. Sch. meinte, er wisse ein Schwein, das wir uns holen könnten. Ich habe zuerst gedacht, daß es sich um ein schwarzgeschlachtetes Schwein handeln würde, und bin unschlüssig gewesen, was wir tun sollten. Dann aber habe ich an meine Frau, die nach der schweren Geburt kränklich war, gedacht und daran, daß ich ihr eine Freude machen könnte, und es kann sein, daß ich dadurch mein Gewissen zum Schweigen gebracht habe. Ich habe gesagt, man müsse den Bauern ohnehin etwas wegnehmen, es gehe ihnen immer noch zu gut. Erst als mir Sch. erklärte, wie und wo wir das Schwein holen sollten, wurde mir klar, daß es sich um einen Diebstahl handeln müsse, und ich war zu meinem großen Unglück einverstanden. Sch. borgte für mich dazu vom Stiefvater ein Fahrrad und Schutzkleider (Schlosseranzug) aus, und wir fuhren am gleichen Tage nach F., um auf der dem Sch. von Urlaubstagen her bekannten Alm des K. J. ein Schwein zu stehlen. Um ungefähr 23 Uhr trafen wir dort ein. Wir stellten in einiger Entfernung die Fahrräder zur Seite, zogen uns die Schutzkleider über, und, während ich mich an den kleinen Saustall machte, spielte Sch. den Aufpasser. Ich hatte mein eigenes Stichmesser bei mir, doch konnte ich das Schwein aus technischen Gründen nicht mit dem kleinen Messer töten, ohne es vorher betäubt zu haben. Ich fürchtete, daß das Schwein zu schreien beginnen und zum Verräter werden könnte. Nachdem ich mich von außen in die kleine Hütte gebückt hatte, vergewisserte ich mich, daß das Schwein in dem Stall sei. Es war finster in der Hütte und ich mußte mit der Hand in den Stall hineinfühlen. Ich habe das Schwein ein wenig gekratzt, es hat sich dann zu Boden gelegt, und ich holte nun die Dienstpistole aus der Pistolentasche, spannte sie und setzte sie an. In diesem Augenblick kam mir der Gedanke, daß ein Schuß aus der großkalibrigen Dienstpistole alarmierend wirken würde, da es doch einen festen Krach geben müsse. Ich steckte die Pistole deshalb wieder in die Pistolentasche und verwendete die kleine 6.35-mm-Pistole. Ich setzte sie auf den Kopf des Schweines an, drückte los und tötete so das Tier. Sch. und ich haben dann gemeinsam das Schwein aus der Hütte gezerrt und haben es über den Hang hinunter zu einem in der Nähe verlaufenden Bach getragen. Dort haben wir das etwa 50 kg schwere Schwein aufgebrochen und geteilt. Jeder von uns hat die Hälfte des Schweines in den mitgeführten Rucksack gepackt, die Schutzkleider darübergelegt, und, nachdem wir unser Gepäck auf den in der Nähe befindlichen Fahrrädern befestigt hatten, traten wir die Heimfahrt an. Ohne Zwischenfall kamen wir an jene Stelle, wo von der Straße R. nach B. eine Abzweigung nach A. führt. Die Hauptstraße steigt dort an, so daß Sch. und ich die Räder führten. Glaublich ging Sch. mit seinem Rade vor mir. Plötzlich sah ich ein Licht und von einem Rade stieg ein Mann, den ich an den blitzenden Knöpfen am Mantel sofort als Gendarmen erkannte. Es war 5 Uhr früh und noch dunkel. Mit den Worten: ‚Halt. Ausweiskontrolle!‘ sprach uns der Gendarm an. Ich legitimierte mich zuerst und zeigte meinen Dienstausweis vor. Mit dem Wort: ‚Danke‘ reichte der Gendarm meinen Ausweis zurück, und nun übergab Sch. dem Gendarm seine Identitätskarte. Auch Sch. erhielt seinen Ausweis zurück. Und als ich noch die Frage des Gendarmen, woher wir kämen, mit den Worten: ‚Aus R.‘ und die weitere Frage, ob wir Männer mit Fahrrädern und Rucksäcken gesehen hätten, mit ‚Nein‘ beantwortet hatte, ließ uns der Gendarm weitergehen. Sch. ging schnell voran, ich hinter ihm, als uns der Gendarm nachrief: ‚Halt, Moment, was habt ihr denn im Rucksack drinn?‘ Wir blieben wieder stehen.

der Gendarm kam uns nach. Ich selber war wie vom Schlage gerührt. Ich habe mein Fahrrad an den Zaun gelehnt und brachte kein Wort heraus, während Sch. dem Gendarm erklärte, es seien Obst und Kleider drinnen. Der Gendarm forderte nun Sch. auf, den Rucksack vom Rade zu nehmen und ihn zu öffnen. Sch. stellte den Rucksack auf die Straße, während sich der Gendarm zum Rucksack niederhockerlte und nach Feststellung des verdächtigen Inhaltes plötzlich aufsprang und nach seiner Dienstpistole langte. Mich schrie der Gendarm an: ‚Geben sie Ihre Waffe ab!‘ Ich war seelisch ungemein beeindruckt, habe nach meiner Dienstpistole gelangt und weiß nur noch, daß ich die Absicht hatte, die Pistole dem Gendarmen auszuhändigen. Was folgte, weiß ich nicht mehr. Ich kann auch nicht sagen, ob ich die Pistolentasche öffnete, wohl aber kann ich mich erinnern, einen Schuß und den Schmerzensschrei ‚Ach!‘ des Gendarmen gehört zu haben, der mit diesem Schrei weglief. Das hat mich wieder zu mir selbst gebracht, und ich kam nun in einen Zustand der Verzweiflung, da ich erkannte, daß nur aus meiner Pistole der Schuß stammen könne und daß dieser Schuß auch eine Verletzung des Gendarmen herbeigeführt haben muß, da der Gendarm ja einen Klageruf ausstieß. Meine Nerven gingen mit mir durch. Hätte mich mein Kamerad Sch. nicht zurückgehalten, hätte ich mich in diesem Augenblick erschossen. Ich weiß tatsächlich nur von einem Schuß, denn ich habe wirklich nur einen Schuß gehört. Eine Erklärung dafür, wie es zur Abgabe zweier Schüsse kommen konnte, ist schwer zu finden. Ich halte es für möglich, daß ich bei der Übergabe der Pistole an den Gendarmen an den Abzug meiner entsicherten und entspannten Dienstpistole kam und daß dabei der erste Schuß sich löste. Der zweite Schuß kann gebrochen sein, als ich beim Rückschlag die Pistole, die ich zuerst leicht in der Hand hatte, fester in die Hand nahm . . . Nachdem ich den Wehschrei des Gendarmen hörte, sah ich ihn weglaufen. Ich bin einige Schritte in seiner Laufrichtung gegangen, doch verlor ich ihn rasch aus den Augen . . . Ich vermutete, daß der Gendarm auf den Posten laufen und den Vorfall melden würde. Mein nächster Gedanke war daher: Weg von der Straße. Wir packten die Räder und die Rucksäcke und warfen sie feldeinwärts weg . . . Ich wollte mit Sch. über die Wälder zu seiner Behausung eilen und von dort heim zu meiner Familie fahren, um anschließend mich selbst bei meiner Dienststelle zu stellen und den Vorfall zu melden. Während des ganzen Tages blieben wir im Wald. Ich kann mich erinnern, dabei dem Sch. meine kleine Pistole gegeben zu haben. Es geschah dies aber bestimmt nicht, um ihn zu bewaffnen, um einer etwaigen Verhaftung Widerstand zu leisten.

Am Abend des 13. September 1947 kamen wir zu Sch.s Zieheltern. Von seiner Mutter erfuhren wir, daß der Gendarm getötet worden sei, und um weitere Fragen zu vermeiden, taten wir so.

als ob uns dies schon bekannt sei. Ich kann mich nicht erinnern, daß wir von Sch.s Eltern nach den Rädern gefragt wurden. Sch. und ich gingen bald ins Bett. Ich selbst konnte nicht gleich einschlafen, und auch Sch. gelang dies nicht. Er stand gegen 23 Uhr wieder auf und entfernte sich aus dem Hause zu einer Tanzunterhaltung. In der Stube, in der ich schlief, lag auch der Bruder Sch.s. Seine Anwesenheit veranlaßte mich, die Dienstpistole unter den Kopfpolster zu legen, da ich damit rechnen mußte, daß der etwa fünfzehnjährige Bursche sich daran zu schaffen machen könnte, falls er sie irgendwo liegen sehen würde . . . Ich wurde in der Nacht vom 13. zum 14. September 1947 im Hause des Sch. in den Morgenstunden verhaftet. Ich habe nicht damit gerechnet, daß meine Tat unentdeckt bleiben würde, und habe auch keinen Versuch unternommen, einer Verhaftung Widerstand entgegenzusetzen . . . .“

Sein K o m p l i z e , der dreiundzwanzigjährige Werkzeugmacher Sch., gibt über die Vorgänge unmittelbar zur Zeit der Tat und das Zusammentreffen mit dem Gendarmen an: „Als wir auf dem Rückweg bei A. unsere Räder auf einer ansteigenden Straße schoben, wurden wir von einem Gendarmen, der von seinem Rad abstieg, angehalten und zur Ausweisleistung aufgefordert. Während R. seinen Dienstausweis vorzeigte, wies ich meine Identitätskarte vor. Der Gendarm wollte dann den Inhalt des Rucksackes, den ich vom Fahrrad nehmen mußte, sehen. Als er den Inhalt feststellte, forderte er mich auf, mitzukommen, während er zum Angeklagten sagte: ‚Und Sie geben Ihre Waffe ab!‘ Es war wohl ziemlich dunkel, aber ich konnte doch sehen, daß der Angeklagte nach seiner Pistolentasche griff und die Pistole herausholte. R. stand in diesem Augenblick in einer Entfernung von etwa 25 cm dem Gendarmen gegenüber und reichte ihm die Pistole in Brusthöhe hin. Ich habe nicht gesehen, daß sich die Handhaltung des Angeklagten geändert hätte, als plötzlich knapp hintereinander zwei Schüsse fielen. Mir ist es jedenfalls vorgekommen, als ob die Schüsse knapp hintereinander gebrochen wären. Ich habe den Gendarmen aufschreien gehört und sah, wie er flüchtete. Ich war der Meinung, daß er verletzt sein müsse, weil er ja einen Wehruf ausstieß. Ich weiß noch, daß ich auf der Flucht R. fragte, warum er geschossen habe. Er antwortete mir darauf wörtlich: ‚Ich weiß es selber nicht, ich habe mir nicht mehr zu helfen gewußt, ich habe keinen anderen Ausweg gewußt.‘“ R. erklärte, diese Aussage sei nicht richtig, sondern er habe nur vermutet, daß der Gendarm verletzt sei. Erst als sie in die Wohnung des Sch. kamen, erfuhren sie, daß der Gendarm tot sei.

Die g e r i c h t l i c h e B e s i c h t i g u n g der Leiche ergab am Dienstmantel des Gendarmen eine Einschußöffnung und einen waagrecht verlaufenden Streifschuß, beide in Brusthöhe.

Der Obduktionsbefund ergab, daß der erste Schuß nur den Mantel durchschossen hat, und zwar in der Höhe zwischen ersten und zweiten Knopf, ohne eine Verletzung herbeizuführen, während der zweite Schuß in der Höhe des Schwertfortsatzes des Brustbeines in die Brusthöhle eindrang, den Herzbeutel, die Herzvorkammer und auch die Herzkammer durchbohrte, dann durch die Leber drang und handbreit unterhalb des rechten Schulterblattes den Körper verließ. Diese Verletzung wird als absolut tödlich bezeichnet, wobei der Tod durch Verbluten eingetreten sei. Es wurde einwandfrei festgestellt, daß die Schüsse mit der Dienstpistole abgegeben wurden und daß die Pistole, wie aus dem Schmauch am Mantel und auch am Körper zu schließen ist, bei der Tat fest an die Brust gesetzt wurde.

Die neurologische Untersuchung des 176 cm großen, 70 kg schweren, hageren asthenischen R., mit fahler Gesichtsfarbe, leichter Schweißbildung im Bereich der Nasenlippenfurche und am Kinn, bei feuchten Handflächen und starkem Nachröten der Haut nach Bestreichen, ergibt leichtes Einwärtsschielen des linken Auges, eine Abschwächung des linken Hornhautreflexes und eine leichte Abweichung der Zungenspitze nach rechts, weiters geringes Pendeln des rechten Armes beim Gehen und ein leichtes Händezittern. Der übrige neurologische Befund ergibt nichts Krankhaftes, die Reflexe sind seitengleich, sehr lebhaft. Die Blut- und Hirnwasserbefunde waren negativ. Die Lufteinblasung in den Hirnhöhlenraum (Enzephalographie) hatte folgendes Ergebnis: „Der rechte Seitenventrikel ist eine Spur weiter als der linke. Es findet sich eine vermehrte Luftansammlung, ein Interhemisphärenspalt am Stirnpol und Hinterhauptspol. Der Befund spricht für eine beginnende traumatische Hirnatrophie.“

Die psychiatrische Beobachtung sowohl in der Landesheilanstalt L., in der psychiatrischen Universitätsklinik in I. sowie im Gefangenhaus des Landesgerichtes in S. ergibt keine Anhaltspunkte für einen Schwachsinn oder eine Geisteskrankheit. Die klinischerseits vorgenommene psychologische Exploration mit Hilfe der Testmethoden, insbesondere des Rorschachschen Formdenkversuches und die graphologische Untersuchung ergaben, daß die innere Zerrissenheit eine führende Charaktereigenschaft darstellt und durch die Tat und das Verfahren lediglich aktiviert wurde. Die Intelligenz des R. ist mittelmäßig, er neigt zur Abschließung von seiner Umgebung. Sein Affektleben ist überspannt. Er ist explosiv und extrem exzentrisch. Die Handschrift des R. läßt deutlich eine Affektgeladenheit erkennen. Die fortlaufende Untersuchung des R. bestätigt den bei der psychologischen Untersuchung gewonnenen Eindruck, daß er sich von seiner Umgebung abschließt. Mitkranke berichten, daß er manchmal Dinge erzählt, an die er sich nachher nicht mehr erinnern kann. Bei der psychiatrischen Untersuchung herrscht eine situationsbedingte, leicht gedrückte Stimmungslage mit gelegentlicher Neigung zum Weinen mit Tränenwallung bei starker Affektlabilität vor. wobei es oft plötzlich auf eine besonders unlustbetonte, z. B. die Mordtat betreffende Frage zu einem selbstbewußten Aufflackern kommt, dem rasch Reue und Zerknirschtheit folgen. Bei allem steht eine stark egozentrische Komponente in seinem Gehaben im Vordergrund.

Die Untersuchung der i n n e r e n O r g a n e ergab, abgesehen von einer leichten Blutdruckerhöhung (Riva Rocci 175/90) und etwas gespannten Gefäßen, keinen krankhaften Befund.

Zur psychiatrischen Begutachtung des R. wurden drei Begutachter herangezogen. Die erste, auf Grund einer Anstaltsbeobachtung in der L a n d e s h e i l a n s t a l t L. durchgeführte psychiatrische Untersuchung ergab: „R. hat nach seiner Angabe und auch nach Angabe seiner Frau 1944 eine Verschüttung mit angeblich zweistündiger Bewußtlosigkeit durchgemacht und sei hernach wieder sofort in den Schützengraben gegangen. Derzeit klagt er noch über vereinzelte postkommotionelle Beschwerden, und zwar mit den Angaben, daß er mitunter Tage hintereinander an Kopfschmerzen und Schwindelgefühl (Schwarzwerden vor den Augen) und zu dieser Zeit auch an Schlafstörungen und stärkerer Erregbarkeit leide. Er selbst gibt aber an, daß er nie außer der Verschüttung eine Bewußtlosigkeit durchgemacht habe und auch nie von Sinnestäuschungen oder von Verfolgungs- und Schwermutideen befallen gewesen sei. Seine Gattin gibt wiederum an, daß er während der Schulzeit Ohnmachtszustände mit Bewußtlosigkeit durchgemacht habe, diese aber später nicht mehr aufgetreten seien. Über sein zeitweiliges komisches Verhalten . . . macht er selbst keine besondere Bemerkung . . . Sowohl seine Gattin als auch sein Mitarbeiter M. geben an, daß diese absonderlichen Zustände beinahe immer nach irgend einer Erregung, meist unlustbetonter Art, aufgetreten seien . . . daß er den Stimmungen sehr unterworfen war und sich dabei ziemlich gehen ließ. Was nun seine Handlungen als solche betrifft, so ist hierzu zu sagen, daß er über sämtliche Details zur Zeit der Handlung orientiert war und daß er zur Zeit der Tat also einen Dämmerzustand mit retrograder Amnesie nicht durchgemacht haben kann, denn sonst wäre es unmöglich, daß er schon bei der ersten Einvernahme über jedwede Einzelheit der Tathandlung Auskunft hätte geben können. Wohl gibt er selbst dabei an, daß er derartig erregt war zur Zeit der Handlung und dabei von Sinnen gewesen sei . . . . Von einem Dämmerzustand oder Verwirrtheitszustand zur Zeit der Tat kann daher kaum eine Rede sein, wohl aber erscheint es glaublich, daß er durch seine frühere Tat (Schweinediebstahl) unter den gegebenen Umständen (in Polizeiuniform) in eine sehr starke Erregung hineingekommen sei. Diese Erregung erreicht aber zur Zeit der Tat nicht einen solchen Grad, daß dadurch der Handlungsablauf gestört worden wäre. Er hat bei der ganzen Handlung doch letzten Endes, wenn auch vielleicht wenig oder unüberlegt. doch zielsicher gehandelt und die ganze Handlung kann den Stempel der Reaktion auf die Entdeckung des vorangegangenen Diebstahles kaum verbergen . . . Bei diesem Menschen ist das eine auffällig, daß sämtliche Nachbarn angegeben haben, daß er zeitweise ein sehr komisches Benehmen an den Tag legte, so daß ihn manche landläufig als „Spinner" bezeichneten. Dieses komische Benehmen folgt auf reaktive Momente als auslösende Veranlassung (dienstliche Schwierigkeiten, Erregung und Arbeitsüberhäufung usw.), die sowohl seine Frau als auch seine Mitkollegen ziemlich deutlich angegeben haben. Immerhin aber waren diese abnormen Zustände sicherlich vorhanden in einem solchen Grade, daß sie eben schon den Laien aufgefallen sind. Nur beruhen diese abnormen Zustände nicht auf einer Geisteskrankheit an und für sich, sondern sind wohl höchstwahrscheinlich bedingt durch die seinerzeit durchgemachte Gehirnerschütterung anläßlich seiner Verschüttung, wobei er zwei Stunden bewußtlos gewesen und hernach wiederum in den Graben vorgegangen ist, ohne die beim Militär befohlene dreiwöchentliche Liegekur nach Gehirnerschütterung durchgemacht zu haben. Es ist daher ohne weiteres glaublich, daß er zeitweilig stärkere postkommotionelle Zustände hat, die er sowohl selbst angibt als auch die Einvernahme der einzelnen Personen ergeben hat. Zu diesen postkommotionellen Zuständen gehören in erster Linie die Kopfschmerzen, Schwindelgefühle, Überempfindlichkeit gegen Alkohol, körperliche Belastung, Hitze und Witterungseinflüsse. Außerdem auch Zerstreutheit und zeitweilige, etwas unmotivierte Verstimmungszustände . . . Unter diesem Gesichtspunkte sieht auch die Betrachtung seiner Tat etwas anders aus. Derartige Kranke (Gehirngeschädigte) neigen eben bei kleinsten Anlässen schon zu Erregungszuständen (sie können auch epileptiforme Anfälle oder Dämmerzustände mitmachen). Es ist daher bei ihm wohl glaublich, daß er zur Zeit der Handlung, allerdings reaktiv ausgelöst, einen derartigen Erregungszustand bekommen hat, in dem er die Folgen seiner Handlung wohl nur mangelhaft überlegen und überdenken konnte, und, da er als ehemaliger Unteroffizier das Schießen ja gut gelernt hat und da die Kugel an der Front sehr locker im Lauf war, mehr oder minder der momentanen Erregung folgend gehandelt hat. Es sind bei derlei Leuten die Reaktionen auf äußere Einflüsse eben anders als wie bei einem nicht Gehirngeschädigten, insbesondere sind die Reaktionen bzw. in diesem Falle die Erregungen wesentlich stärker. Das eine jedoch ist festzuhalten, daß die Erregung nicht solche Größe erreichte, daß ihm dadurch auch der Gang aus der Erinnerung geschwunden wäre. Wenn daher die Handlung an und für sich wohl zielsicher verlaufen ist und er zur Zeit der Handlung keinerlei Verwirrtheit gezeigt hat, so ist immerhin die Möglichkeit vorhanden und in diesem Falle wahrscheinlich, daß eben krankhafte Symptome, eine über das Maß des Normalen hinausgehende Erregung zur Vollführung der Tat mitgeholfen haben.

Nach meinem Dafürhalten erscheint seine selbstangegebene Erregung über das Maß des Normalen hinaus zur Zeit der Tat möglich und wahrscheinlich, weil eben die Symptome eines Folgezustandes nach Gehirnerschütterung noch immer sehr deutlich bei ihm vorhanden sind.

Auf Grund dieser Erwägungen kann daher wohl angenommen werden, daß R. zur Zeit der Tat nur unvollständig fähig war, das Unerlaubte der Tat einzusehen bzw. darnach zu handeln, und daß demnach seine Zurechnungsfähigkeit zur Zeit der Tat als vermindert zu betrachten ist."

Das zweite, an der psychiatrischen U n i v e r s i t ä t s k l i n i k i n I. abgegebene Obergutachten (Dr. R.) auf Grund einer in der Zeit vom 2. März bis 22. März 1948 fallenden Beobachtung besagt: Klinik I. 27. März 1948. Das Gutachten stützt sich auf die Aktenkenntnis und die klinischen Untersuchungen und Beobachtungen des Genannten in der Zeit vom 9. bis 22. März 1948. Bezüglich Aktenauszug wird auf das Gutachten der Dr. F. in S. hingewiesen.

„Die klinische Untersuchung und Beobachtung des E. R. ergab, daß es sich um einen psychisch abnormen Menschen handelt. Für eine Geisteskrankheit im engeren Sinne, insbesondere eine Schizophrenie, besteht kein Anhaltspunkt. Die derzeit vorliegende depressive Verstimmung ist keineswegs als endogene Depression zu werten, sondern, den Umständen angemessen, eine reaktive Verstimmung auf die Tat und die Haft.

Wenn man die Angaben des R. und die entsprechenden Untersuchungsergebnisse berücksichtigt, zeigt es sich eindeutig, daß er von Natur aus ein überaus empfindlicher, reizbarer bis jähzorniger Mensch, also ein explosiver Psychopath ist, welche Veranlagung von seinem Vater stammen soll, der zu unüberlegten Affekthandlungen direkt prädestiniert war. Als Draufgänger und schneidiger Soldat verschaffte er sich Ansehen bei Kameraden und Vorgesetzten, erwarb sich verschiedene Auszeichnungen. Kein Wunder, daß es ihn nach der Rückkehr in die Heimat zur Polizei zog, wo er einen dem militärischen ähnlichen Dienst versehen konnte.

Nicht leicht erklärbar sind die Motive, die ihn, der bis dahin nie vorbestraft war und der als Garant des Gesetzes gelten sollte, dazu bewogen, mit einem früheren Kameraden einen Schweinediebstahl zu begehen. Die Not allein konnte ihn nicht dazu gezwungen haben. Ob die Überredungskunst seines Kameraden dabei eine große Rolle gespielt hat, wie R. selbst behauptet, sei dahingestellt. Daß er nach Begehung des Diebstahles in einem Zustand hochgradiger Spannung mit seinem Diebsgut nach Hause fuhr, ist bei seiner Veranlagung ohne weiteres denkbar. Plötzlich tauchte als unerwartetes Hindernis der Gendarm M. auf, der zunächst nur eine Ausweiskontrolle vornahm, um nach dem Abschluß, nachdem schon auf einen guten Ausgang der Kontrolle zu hoffen war, plötzlich die Rucksäcke zu inspizieren. Dieser jähe Entschluß des Gendarmen und die Entdeckung des Diebsgutes bei Sch. steigerte die unerträgliche Spannung, unter der sich R. befand, auf den Höhepunkt, so daß er auf die Aufforderung des Gendarmen, ihm seine Dienstpistole abzugeben, bei der Übergabe zweimal losdrückte. Die Entscheidung darüber, ob er die Schüsse wirklich abfeuerte oder nicht, ist ungemein schwer. Wenn man aber den seelischen Zustand, in dem sich R. zur Zeit der Tat befunden hat, berücksichtigt, kann mit großer Wahrscheinlichkeit angenommen werden, daß er unwillkürlich gehandelt hat, wenn auch der unbewußte und unterdrückte Wunsch bei ihm aufgetaucht sein mag, den Entdecker des Diebstahles aus den Weg zu räumen. Ein psychischer Ausnahmezustand (Dämmerzustand bzw. Verwirrtheitszustand) lag jedoch nicht vor, da sich R. an alle Einzelheiten erinnern kann. Daß das Abfeuern der tödlichen Schüsse eine triebhafte Handlung war, ergibt sich aus seiner durchaus glaubwürdigen Darstellung, daß er davon selbst überrascht gewesen war. Daß er dabei zweimal schoß, kann durch ein gewisses Trägheitsmoment erklärt werden, ähnlich, wie man noch einige Schritte weitergeht, wenn man angerufen wird, stehen zu bleiben (gebahnte Aktion).

Nach dem Tode des Gendarmen setzte sodann die Reaktion ein, er dachte zuerst an Selbstmord, floh dann aber auf Zureden des Sch. panikartig unter Hinterlassung der Räder und der Rucksäcke, wobei er doch als Polizist wissen mußte, daß sie die Fahndungsorgane auf die Spur der Täter bringen würden. Den Revolver von 6.35 mm, den er angeblich zum persönlichen Schutze vor Displaced Persons stets mit sich trug, gab er zunächst dem Sch., vielleicht in der Vorstellung, damit sie sich beide gegen die Verfolger wehren könnten. Erst allmählich wurden seine Handlungen zweckmäßiger, doch unterließ er aus Angst die Selbstanzeige und versteckte auch seine Dienstpistole beim Schlafengehen unter dem Kopfkissen, vielleicht wieder aus dem unbestimmten Gefühl heraus, daß er sich zur Wehr setzen müsse, falls er entdeckt werden sollte.

Der pathologische Wegfall von Hemmungen kann an Hand des Enzephalogramms erklärt werden, für die auch die leichten neurologischen Symptome sprechen — als Folgezustand einer Hirnschädigung nach Verschüttung — sowie die Angaben des R., daß er seit der Verschüttung im Jahre 1944 vergeßlich sei und sich überhaupt (auch nach den Beobachtungen seiner Kameraden) verändert hätte. Auch die in der Klinik beobachteten Erinnerungsstörungen und Wahnideen können auf dieselbe Ursache zurückgeführt werden, nämlich auf eine organische Hirnschädigung.

Es sind daher zwei grundsätzliche Momente bei der Beurteilung des Wesens und der Tat des R. ins Auge zu fassen:

1. seine explosiv psychopathische Veranlagung und

2. die 1944 hinzugekommene organische Hirnschädigung, die enzephalographisch zu demonstrieren ist.

Wenn daher auch eine Geisteskrankheit im engeren Sinne bei R. nicht vorliegt, so sind die psychopathische Veranlagung und der organische Hirnschaden zusammen schwer genug, um eine grobe Veränderung seines Seelenlebens mit Enthemmungszuständen und triebhaften Handlungen zu verursachen.

Z u s a m m e n f a s s e n d : Als Ergebnis der klinischen Untersuchungen des E. R. ist festzustellen, daß es sich bei ihm um einen explosiven Psychopathen mit organischer Hirnschädigung handelt, die zu groben Veränderungen des Seelenlebens im Sinne von Enthemmungszuständen mit triebhaften Handlungen führen. Die dem R. zur Last gelegte Tat (Erschießung des Gendarmen M.) war eine unüberlegte und willkürliche triebhafte Handlung, im Zustande hochgradiger seelischer Spannung begangen. Der Schweinediebstahl hingegen war eine wohlüberlegte Tat."

In der von der Staatsanwaltschaft S. erhobenen A n k l a g e , die des Raummangels wegen nur auszugsweise wiedergegeben werden kann, wird u. a. dazu folgende Stellung bezogen: „ . . . Wenn sich der R. darauf ausredet, im Moment der Tat die Besinnung verloren zu haben, und seine Tötungsabsicht, ja sogar seine Verletzungsabsicht bestreitet, so wird durch die beantragten Beweismittel zu erweisen sein, daß der Beschuldigte sich bei seiner Vernehmung durch die Gendarmerie jeder Einzelheit genau bewußt war, so daß von einer zeitweisen Sinnesverrückung nicht die Rede sein kann. Es bedarf wohl keiner weiteren Erörterung, daß das Ansetzen einer geladenen Pistole in die Herzgegend eines Menschen und das Abfeuern zweier Schüsse nur in Tötungsabsicht erfolgen kann. Es bedarf hiezu nicht erst des Hinweises, daß sich der Beschuldigte als ehemaliger Soldat und als Organ der Sicherheitswache der Folgen seines Handels bewußt sein mußte. Darüber hinaus wird aber durch den Zeugen Sch. zu erweisen sein, daß der R. nach der Tat über Vorhalt des Sch. diesem erklärte, er habe keinen anderen Ausweg gesehen und sich gedacht, es sei besser, wenn der Gendarm tot sei, welche Äußerung sowohl auf ein logisches Denken schließen läßt als auch das Motiv klar zum Ausdruck bringt. Es ist ja auch tatsächlich nur durch einen auf der Flucht verlorenen alten Lohnzettel möglich gewesen, den Mord rasch aufzuklären bzw. den Täter zu ermitteln. Aus der Tatsache, daß der R. zwei Schüsse abgab, keinerlei Hilfe leistete, im Gegenteil planmäßig nicht auf der Straße, sondern querfeldein flüchtete, werden weitere Schlüsse auf eine Tötungsabsicht und sein stets bewußtes Handeln zu ziehen sein.

Der R. ist bereits einmal wegen Einbruchsdiebstahls vorbestraft. Wenn er vom ersten Psychiater als vermindert zurechnungsfähig erklärt und hierbei angenommen wurde, er sei zur Zeit der

Tat nur unvollständig fähig gewesen, das Unerlaubte der Tat einzusehen bzw. darnach zu handeln, so gründet sich dieses Gutachten auf private Erzählungen der Gattin und von Freunden des R., die von diesen ohne Wahrheitspflicht bzw. Zeugenschaftspflicht gemacht wurden und daher zunächst keine Gewähr bieten, daß sie auf Richtigkeit beruhen. Das Gutachten selbst weist ferner keine genügenden Gründe für die Schlußfolgerung auf und ergeht sich überdies in unpräzisen Ausdrücken, wie Möglichkeit, Annahme und dergleichen.

Das von einem zweiten Psychiater erstattete Gutachten, das gleichfalls wie das erste Gutachten bestätigt, daß beim R. keine Anhaltspunkte für eine Geisteskrankheit im eigentlichen Sinne zu finden sind und auch das Vorliegen eines psychischen Ausnahmezustandes (Dämmerzustand bzw. Verwirrtheitszustand) verneinen muß, kommt er zum Schluß, daß der Diebstahl eine wohlüberlegte Handlung des R., die Erschießung des Gendarmen aber als eine unüberlegte und unwillkürliche Handlung im Zustande hochgradiger seelischer Spannung anzusehen sei. Der R. wird als explosiver Psychopath mit organischer Hirnschädigung geschildert, die zu groben Veränderungen des Seelenlebens im Sinne von Enthemmungszuständen und triebhaften Handlungen führen.

Abgesehen davon, daß die Begehung des Mordes in der Regel nur in einem Enthemmungszustand erfolgen wird und ein Affektmord, um den es sich hier handelt, stets als triebhafte Handlung anzusehen sein wird, ist die Frage, ob die Tat unüberlegt oder sogar „unwillkürlich" begangen wurde, nicht vom Psychiater, sondern ausgesprochen vom Gericht zu beurteilen.

Es wird in der Hauptverhandlung, bei der allenfalls noch die Vernehmung eines Wiener Gerichtspsychiaters beantragt werden wird, zu erweisen sein, daß der R., der weder geisteskrank ist noch sich zur Tatzeit in einem psychischen Ausnahmezustand befand, für seine Tat strafrechtlich voll verantwortlich ist."

Die vom Landesgericht S. kurzfristig vor der am 17. September 1948 anberaumten und stattgefundenen Hauptverhandlung durchgeführte Bestellung des R e f e r e n t e n zur psychiatrischen Untersuchung, dessen Befund aus Übersichts- und Raumersparungsgründen mit den Befunden der Vorbegutachter bereits dem psychiatrischen Gutachten vorangestellt wurde, ergab (gekürzt wiedergegeben):

„In Übereinstimmung mit den beiden vorliegenden Gutachten konnte bei der heute durchgeführten psychiatrischen Untersuchung bei dem dreiundzwanzigjährigen R. weder ein Schwachsinn noch eine Geisteskrankheit, etwa eine Schizophrenie, festgestellt, desgleichen kein Anhaltspunkt für eine bestehende Anfallskrankheit, etwa eine Epilepsie mit Dämmerzuständen, gewonnen werden. Es finden sich jedoch bei R. psychische Eigenheiten, die ihn als einen leicht erregbaren, sensitiven Psychopathen mit einer starken Labilität seines Nerven- und Gefäßsystems, also Vasoneurotiker, kennzeichnen und die ihn schon in der Jugend und auch später seinen Kameraden auffällig machten.

Bezüglich des S e e l e n z u s t a n d e s des R. zur Zeit der ihm angelasteten Strafhandlungen ist festzustellen, daß es sich bei der Straftat des Schweinediebstahles, wie es auch im Gutachten der Nervenklinik I. heißt, um eine „wohlüberlegte", also bis ins Detail durchdachte, vorbereitete und nach einem vorliegenden Plane zielund zweckbewußt durchgeführte Handlung handelt, an deren Einzelheiten sich R. sowohl bezüglich ihrer Vorbereitung, Durchführung wie auch Sicherung seiner Beute genau zu erinnern vermag. Es sei dabei festgehalten, daß anläßlich dieser Straftat, die zweifellos nicht ohne affektive und vor allem auch körperliche Beanspruchung ablief, nichts von irgend welchen krankhaften Erscheinungen oder seelischen Krankheitsäußerungen berichtet wird, was der Fall sein müßte, wenn dem erhobenen enzephalographischen Befunde auch ein entsprechendes psychisches Korrelat mit groben Veränderungen der Struktur seiner Gesamtpersönlichkeit als äußerer Ausdruck dieser Hirnschädigung in dieser Straftat entsprechen würde.

Ohne den Wert des erhobenen Enzephalogramms schmälern zu wollen, das zusammen mit den angeführten, allerdings nur sehr leichtgradigen neurologischen Erscheinungen zweifellos als Ausdruck einer Störung der Hirnwasserpassage durch krankhafte Veränderungen infolge der erlittenen Gehirnerschütterung (commotio cerebri) oder noch wahrscheinlicher einer Hirnquetschung (contusio cerebri) zu werten ist und die erwähnten nervösen Störungen zur Folge hat, sei auf die in der Literatur immer wieder ausgesprochene Warnung vor einer Überwertung solcher Befunde hingewiesen, da Ventrikelerweiterungen etc. sich häufig auch ohne Unfall finden und nicht ohne weiteres als durch den Unfall bedingt angesprochen werden dürfen, wenn nicht auch dabei die entsprechenden psychischen Befunde der daraus gezogenen Schlußfolgerung, die in diesem Falle von einem durch die Unfallsfolgen bedingten Hirnschwund, einer traumatischen Hirnatrophie spricht, entsprechen. Das psychische Verhalten des R. im ersten Straffalle läßt ein solches aber vermissen.

Was nun die zweite Straftat, den Mord an dem Gendarmen M., anlangt, so kann sich auch hier der Angeklagte im wesentlichen an den Ablauf erinnern und weiß auch Einzelheiten zu schildern.

Trotzdem muß mit Rücksicht auf die geschilderten angeborenen seelischen Eigenheiten, die psychopathische Konstitution und den durch das Enzephalogramm erwiesenen Hirnschaden seiner Verantwortung, daß er zur Zeit dieser zweiten Straftat äußerst aufgeregt, sich in höchster Spannung befunden und ganz außer sich etc. gewesen sei und daß er sich „erst nachträglich des Furchtbaren seiner Handlung bewußt geworden" und es „ihm vorgekommen sei, als ob er geträumt hätte", insofern Glauben geschenkt werden, als er sich zur Zeit der zweiten Straftat zweifellos unter dem Einfluß einer bei derartigen Hirnkranken eine Rolle spielenden körperlichen Übermüdung und der außergewöhnlichen, auf ihn einstürzenden, stark affektbetonten Erlebnisinhalte in einer krankhaften, das Ausmaß der jeweiligen situationsbedingten affektiven Ansprechbarkeit übersteigenden Gemütserregung befunden hat, so daß seine Fähigkeit, im Augenblicke der Tat das Strafbare derselben voll zu erfassen und zu erkennen. als vermindert bzw. eingeschränkt bezeichnet werden muß.

Dieser Zustand erreichte aber keineswegs das Ausmaß einer etwa vorübergehenden Sinnesverwirrung oder Sinnesverrückung.

R. muß daher aus den angeführten Gründen in Übereinstimmung mit dem Erstgutachten für die Mordtat als vermindert zurechnungsfähig bezeichnet werden, wenn dieser Ausdruck im österreichischen Strafgesetz verankert wäre, während er für den Schweinediebstahl als voll zurechnungsfähig und strafrechtlich voll verantwortlich bezeichnet werden muß.

Ein in der Hauptverhandlung nach Anhörung der psychiatrischen Sachverständigen von der Staatsanwaltschaft gestellter Antrag auf Einholung eines Fakultätsgutachtens über den Geisteszustand des R., insbesondere über seine Zurechnungsfähigkeit zur Zeit der Tat, wurde abgelehnt, „da die Frage der Zurechnungsfähigkeit des Angeklagten zur Zeit der Tat durch die Gutachten der einvernommenen Sachverständigen hinreichend geklärt erscheint."

Das Urteil lautete auf zwanzig Jahre Kerker, verschärft durch ein hartes Lager und einen Fasttag vierteljährlich und Dunkelhaft jeden 13. September sowie gemäß § 389 Strafprozeßordnung Ersatz der Kosten des Strafverfahrens.

Die vom R. erhobene Nichtigkeitsbeschwerde wurde mit Beschluß vom 29. Dezember 1948, soweit sie den Nichtigkeitsgrund des § 281/5 Strafprozeßordnung überhaupt und den Nichtigkeitsgrund des § 281/10 Strafprozeßordnung gegen den Ausspruch des Erstgerichtes über die Verbrechenseignung des Diebstahles nach § 174 I a Strafgesetz geltend macht, zurückgewiesen, nach § 4, 1 und 2 der Strafprozeßnovelle vom 31. Dezember 1877 Reichsgesetzblatt Nummer 3 aus 1878 in Verbindung mit § 1/2 dieser Strafprozeßnovelle in nicht öffentlicher Sitzung zurückgewiesen.

Inwieweit aber die Nichtigkeitsbeschwerde die Nichtigkeitsgründe des § 281/10 und 11 Strafprozeßordnung gegen den Ausspruch des Erstgerichtes über den Mangel der Entschuldbarkeit der heftigen Gemütsbewegung des Angeklagten bei Begehung des Mordes anruft, wurde dieselbe in diesem zur Erledigung beim Gerichtstage vorbehaltenen Teile mit Entscheidung vom 7. Februar 1949 mit folgender Begründung verworfen:

3 Os 984/48
────────── 257
    10
5 Vr. 2011/47

Im Namen der Republik!

Der Oberste Gerichtshof hat am 7. Februar 1949 unter dem
Vorsitz des Senatspräsidenten Dr. P., in Gegenwart der Räte des
Obersten Gerichtshofes Dr. P. S.. Dr. B., Dr. M. und Dr. D. als
Richter, dann des Richteramtsanwärters Dr. G. als Schriftführer,
in der Strafsache gegen E. R. wegen des Verbrechens des Mordes
nach §§ 134, 135, Zahl 4, Strafgesetz, u. a. über die vom Angeklagten E. R. gegen das Urteil des Landesgerichtes in S. vom 17. September 1948, Geschäftszahl 5 Vr. 2011/47 — 25, erhobene Nichtigkeitsbeschwerde nach öffentlicher Verhandlung, nach Anhörung
des Vortrages des Berichterstatters, Rates des Obersten Gerichtshofes Dr. H. J., und der Ausführung des Vertreters der General-
prokuratur Staatsanwaltes Dr. P., zu Recht erkannt:

Die Nichtigkeitsbeschwerde des E. R. wird in dem zur Erledigung beim Gerichtstage vorbehaltenen Teile verworfen.

G r ü n d e :

Nach den Feststellungen des Erstgerichtes hat E. R., der im
Polizeidienste stand, mit einem Diebsgenossen aus einem Bauern-
anwesen ein Schwein gestohlen und sich mit der Beute, die in
einem Rucksack verpackt war, auf den Heimweg gemacht. Hierbei
wurde er vom Gendarm M. angehalten, der sich von ihm und seinem Genossen vorerst nur die Ausweise zeigen ließ und nach
einiger Überlegung auch die Rucksäcke durchsuchte. Als er die
Beute gefunden hatte, forderte er den Angeklagten auf, die
Dienstpistole herauszugeben, der sie hierauf herausholte und aus
nächster Entfernung zwei Schüsse auf den Gendarmen abgab, die
seinen Tod herbeiführten. Auf Grund dieses Sachverhaltes erkannte das Erstgericht den Angeklagten u. a. des Verbrechens des
Mordes schuldig und verurteilte ihn nach dem ersten Strafsatze
des § 136 Strafgesetz unter Anwendung des § 1 des Gesetzes vom
12. Mai 1948, Bundesgesetzblatt Nummer 3 101, zu einer schweren
und verschärften Kerkerstrafe in der Dauer von 20 Jahren.

In dem zur Erledigung im Gerichtstage vorbehaltenen Teile
der Nichtigkeitsbeschwerde macht der Angeklagte mit den Nich-
tigkeitsgründen des § 281, Z 10 und 11, richtig nur Z 11, Strafprozeßordnung geltend, das Schwurgericht habe ihn zu Unrecht
nicht nach dem zweiten Strafsatze des § 136 Strafgesetz verurteilt,
obwohl er nach den Feststellungen des Erstgerichtes die Tat in
dem Zustande großer Erregung begangen hat, die durch die vorangegangenen Vorfälle ausgelöst wurde, für die aber auch eine besondere, durch eine Kriegsverletzung hervorgerufene Erregbarkeit
mitursächlich war. Die Gemütsbewegung, durch die er sich zur Tat
hinreißen ließ, sei somit, wie der Nichtigkeitswerber ausführt,

zumindest zum Teil auf äußere Umstände zurückzuführen, die ihm nicht zum Vorwurf gemacht werden können, und daher als eine entschuldbare im Sinne des zweiten Absatzes des § 136 Strafgesetz anzusehen.

Der Beschwerde kommt in dieser Richtung keine Berechtigung zu. Die Frage der Entschuldbarkeit eines Affektes bei Begehung der Tat hat mit der allenfalls bestehenden Abnormität des Täters und der sich daraus ergebenden Frage seiner Zurechnungsfähigkeit nichts zu tun. Verfügt der Täter, aus welcher Ursache immer, nicht über die Widerstandskraft, die der normale Mensch dem Anreiz zur verbrecherischen Tat entgegensetzt, so kann ihm dieser Umstand allenfalls als mildernd zugute kommen, er ändert aber nichts an der moralischen Wertung einer an sich verwerflichen Tat. Ebenso ist es klar, daß jedermann, dem das Morden nicht zur Gewöhnung wurde, sich bei Tötung eines Menschen in einem Zustande seelischer Erregung befindet. Entschuldbar ist aber eine solche Erregung nur dann, wenn sie vom sittlichen Standpunkt aus vorwurfsfrei ist. Das Gesetz gebietet in der Bestimmung des § 136, Absatz 2, Strafgesetz, dem Richter, über den Täter, der den Tod eines Menschen vorsätzlich herbeiführte, ein moralisches Werturteil zu fällen. Liegt demnach die Ursache für seine Erregung in seinen verwerflichen Leidenschaften oder Neigungen oder in seiner mangelnden Beherrschung, so kann die Gemütsbewegung nicht als entschuldbar angesehen werden, mögen diese Eigenschaften ererbt oder später erworben worden sein. Ebensowenig kann von einer Entschuldbarkeit einer Gemütsbewegung die Rede sein, wenn sie durch äußere, vom Täter selbst verschuldete Umstände hervorgerufen wurde.

Dies trifft im gegebenen Falle zu. Denn nach den Feststellungen des Urteiles wurde die Erregung des Angeklagten, der übrigens seine Pistole von vornherein in der Absicht, sie im Notfalle zu gebrauchen, bei sich trug, durch die Entdeckung der Diebsbeute und seine Entlarvung als Dieb ausgelöst, die ihn schwerwiegende Folgen erwarten lassen mußte.

Gab somit, wie das Erstgericht annimmt, die Lage, in die er sich durch den Diebstahl gebracht hat, den Anstoß für die heftige Gemütsbewegung, in der er die Mordtat beging, so hat er sie mit Recht als nicht entschuldbar befunden, woran nach dem Gesagten auch der Umstand nichts ändern kann, daß die Erregung des Angeklagten durch eine krankhafte Anlage, die er erworben hat, noch gesteigert wurde.

Es war daher die Nichtigkeitsbeschwerde des Angeklagten in dem zur Erledigung im Gerichtstage vorbehaltenen Teile zu verwerfen.

Oberster Gerichtshof, Abteilung 3.

Wien, am 7. Februar 1949.

Besonderer Teil.

Wenn nun aus dem psychiatrischen Gutachtenmaterial die beiden beschriebenen Gerichtsverfahren wegen Mordes durch „geistig gesunde" Hirnbeschädigte herausgegriffen und mit Rücksicht auf den zur Verfügung stehenden Raum gekürzt wiedergegeben wurden, so geschah dies, weil in ihnen klar alle Schwierigkeiten zutage treten, die sie sowohl vom rein medizinisch-psychiatrischen wie juridischen Gesichtspunkte bieten. Es sei zuerst auf die rein medizinische Seite eingegangen.

Zwei junge Menschen im Alter von dreiundzwanzig Jahren, die, beide, von Natur aus mit einem labilen Nervensystem ausgestattet, reichlich Kampferlebnisse, vor allem Nahkämpfe, und mit schweren Hirnerschütterungen bzw. Hirnquetschungen — der erstere mit einem vermutlichen Hinterhauptschuppen- und Schädelbasisbruch — ohne äußere Verletzungen abgelaufene Schädelverletzungen mitmachten und nur bei außergewöhnlicher Erregung, körperlicher Beanspruchung mit Übermüdung, Hitze etc. ihrer Umgebung durch nervöse Reaktionen — der eine durch „Hitzekoller" — auffällig wurden, machten sich unter diesen Begleitumständen des Verbrechens des Mordes schuldig.

Die aus diesem Anlaß, bei Fehlen von früheren Wehrmachtsbefunden, durchgeführten Untersuchungen ergaben vor allem im Röntgenbilde und im Hirnwasserbefund Bilder hochgradigen Hirndruckes, der im ersten Falle durch die stark gestauten Diploevenen zu fast bis zur tabula externa, besonders im Scheitelbeinbereich, reichenden Impressionen, im zweiten Falle zu einer Größenveränderung der Hirnkammern mit einer beginnenden Hirnatrophie führte, wobei es nur der Anpassungsfähigkeit des Gehirns in diesen chronischen Folgezuständen von Hirntraumen zuzuschreiben ist, daß die beiden relativ beschwerdefrei einem Beruf nachgehen konnten, ihnen deshalb eine Invalidenrente verweigert wurde und erst anläßlich der an sie herangetretenen physischen und psychischen Beanspruchungen, die von weiteren affektiv bedingten Hirndrucksteigerungen begleitet waren, auffällig und straffällig wurden.

Im ersten Fall ergab die psychiatrische Untersuchung einen psychischen Ausnahmezustand zur Zeit der Tat mit Einengung der Bewußtseinsbreite und Aufhebung der freien Willensbestimmung bei

einem mit hochgradiger Hirndrucksteigerung einhergehenden posttraumatischen organischen Hirnprozeß, wobei die Straftat selbst
als eine in einem Ausnahmezustand abgelaufene Reaktiv- bzw. Reflexhandlung nach reichlichen Nahkampferlebnissen in der illusio-
nären Verkennung der realen Situation zu werten war. Es wurde
wegen Unzurechnungsfähigkeit ein Freispruch gefällt.

Im zweiten Falle, in dem des dreiundzwanzigjährigen, frontbe-
währten Polizisten R., mit ebenfalls reichlichen Nahkampferlebnissen, dessen neurologische Untersuchung den oben angeführten
Hirnbefund ergab, war es nach einem Schweinediebstahl nach
schweren körperlichen Strapazen und nach affektiver Anspannung
zu zwei tödlichen Schüssen auf den anhaltenden Gendarmen gekommen. Die psychiatrische Untersuchung ergab Persönlichkeitsveränderungen, die zur Annahme einer verminderten Zurechnungsfähigkeit zur Zeit der Mordtat zwangen, weshalb das Strafausmaß
bei beantragtem Todesurteil auf zwanzig Jahre schweren Kerkers
lautete.

Die forensisch-psychiatrische Begutachtung Hirnbeschädigter.

Daß bei Begutachtung solcher Fälle, sowohl in zivil- wie in
strafrechtlichen Belangen, nur eine eingehende neurologisch-psychiatrische Untersuchung (einschließlich Schädelröntgen, Luft-
füllung der Hirnkammern [Enzephalographie] und Blut- und Hirn-
wasserbefundung) sowie interne und ophthalmologische Untersuchung bei genauer Erhebung der Familien-, Vor- und Verletzungs-
bzw. Unfallsgeschichte volle Klarheit bringen kann, bedarf wohl
keiner besonderen Betonung.

Dabei zeigt die forensische Erfahrung, daß die Begutachtung
von Schädel- und Hirnverletzungen von Kriegsverletzten sich meist
schwieriger gestaltet als die Zivilverunfallter.

Während letztere an einer Klinik oder in einem Spital sofort in
die Hände eines Fachmannes gelangen und nicht nur erschöpfende
Unfalls-, sondern auch Krankengeschichten mit allen wesentlichen
Befunden vorzuliegen pflegen, war es in den wechselvollen, unvor-
hersehbaren Verhältnissen an der Front und in den Feldlazaretten,
trotz der Errichtung von Hirnstationen und der Bestellung neuro-
logischer Consiliarii, nicht immer zu vermeiden, daß Verwundete
mit Hirnschädigungen, die Spätfolgen zeitigten, entweder nach
kurzem Aufenthalt auf einer Sanitätsabteilung der Truppe oder im
Feldlazaret vorzeitig, zum Teil auch durch das Verschulden des
Betroffenen selbst, wie in einem der vorliegenden Fälle, zur Truppe
entlassen wurden und über keine neurologische Untersuchung und
Befundung verfügten, ganz abgesehen davon, daß in der Auflö-
sung des Zusammenbruches für den einzelnen wichtige Krankengeschichten natürlich verlorengingen.

Dadurch ist es auch zu erklären, daß, wie in den beiden vorliegenden Fällen, die ersten neurologischen und Röntgenbefunde

erst viele Jahre später, anläßlich eines Konfliktes mit dem Strafgesetz, zur Erhebung gelangten und solche Hirnbeschädigte nicht
selten als Kriegsneurotiker oder gar als Rentenquerulanten vom
Gesundheitsamt wie von der Invaliden-Entschädigungskommission
mangels vorliegender Befunde abgelehnt wurden.

Im Falle der Straffälligkeit laufen solche Kranke dann nur allzu leicht Gefahr, auch bei den Gerichten weiter als solche gewertet zu werden und schweres Unrecht durch Verlust von Ehre, Freiheit und Existenz sowie an ihrem Rechte an zivilen Rechtsgütern
zu erleiden.

Es darf dabei außerdem nicht übersehen werden, daß Kriegserlebnisse und kriegerische Einwirkungen, zumal unter der seelischen Hochspannung von Kampfhandlungen, nicht ohne Einfluß
auf das Nervensystem, das Seelenleben und die Persönlichkeitsgestaltung des einzelnen geblieben sind, wie K a u d e r s in seiner
Abhandlung „V e g e t a t i v e s N e r v e n s y s t e m u n d S e e l e"
auch für die Kriegserlebnisse der Bevölkerung im Hinterland auf-
zeigt, so daß der für die juridischen Belange in der Frage der Zurechnungsfähigkeit wichtigen Trennung zwischen anlage- und um-
weltbedingten, zwischen geno- und phänotypischen Faktoren eine
wesentliche Bedeutung zukommt.

So erweist es sich bei der forensischen Begutachtung vor allem
zunächst ätiologisch unklarer Ausnahmezustände, schon mit Rücksicht auf die große Zahl durch Kriegsverletzungen Hirnbeschädigter, mit ihren seelischen Eigenheiten, die, wie die beiden geschilderten Fälle zeigen, nicht allzu selten sich in voller Unkenntnis
ihrer Gehirnveränderungen befinden, als vorteilhaft, sofort zu
Beginn der Untersuchung nach solchen zu fragen und zu forschen.
Werden Angaben oder Mitteilungen gemacht, die von einem statt-
gehabten Schädeltrauma berichten oder es wahrscheinlich machen, so werden die noch zu erörternden, zumal bei Hirnbeschädigten auftretenden schädlichen Folgen langandauernder angsterfüll-
ter Affekte auf die gesamte psychophysische Persönlichkeit des
Beschuldigten, wie sie Haft und Einvernahme zur Folge haben, zu
berücksichtigen sein.

Die damit verbundene ängstliche Erwartung, die gesteigerte
affektive Ansprechbarkeit, die leichte geistige Ermüdbarkeit trü-
ben bei längerer Haft oder längerdauernden Einvernahmen, die
selbst an und für sich wieder erfahrungsgemäß einen psychischen
Ausnahmezustand bedingen und zur Folge haben können, nicht
nur das psychische Bild, sondern beeinträchtigen auch die Verantwortungsfähigkeit vor dem Untersuchungsrichter.

Es wird in schwieriger liegenden Fällen vorteilhaft sein, in Abweichung von dem gewöhnlichen klinischen Wege über eine auf-
bauende Anamnese sofort bei Beginn der forensischen Untersuchung in medias res auf das Delikt und das Trauma einzugehen.

um die ängstlich affektive Spannung der Erwartung der Erörterung des Deliktes beim Beschuldigten zu lösen, ohne ihn vorerst durch eingehende, ihm naturgemäß nebensächlich erscheinende anamnestische Erhebungen zu ermüden.

Daß wir uns des weiteren in derartigen Fällen, in denen die Frage allenfalls auf Leben oder Tod lautet und Zukunft und Existenz auf dem Spiele stehen, nicht nur mit mehr oder minder hypothetischen, meist nicht beweisbaren psychologischen und psychopathologischen Deutungs- und Erklärungsversuchen eines Straffalles und der psychischen Persönlichkeit des Täters zufrieden geben können, sondern es unser Bestreben sein muß, nach biologischen und pathophysiologisch begründeten und durch Untersuchungen beweisbaren Erklärungen zu suchen, durch die unsere bei Gericht vorgebrachten psychiatrischen Untersuchungsergebnisse auf Grund der neuesten Forschungsergebnisse und Erkenntnisse sozusagen organisch und pathophysiologisch untermauert werden können, sollte als Gebot der Zeit künftig eine Forderung bei jeder solchen forensisch-psychiatrischen Untersuchung werden. Es sei dazu jedoch ausdrücklich betont, daß damit keineswegs die psychologischen Thesen und Untersuchungsmethoden in ihrer Bedeutung eingeengt oder gar etwa zu Gunsten einer „anatomischen Psychologie" oder Pathophysiologie entthront werden sollen.

Anderseits darf aber, soweit es im Interesse des Beschuldigten oder Angeklagten liegt, kein Mittel einer Klärung ungenützt und kein Weg unbeschritten bleiben, der uns nur einigermaßen einen erweiterten objektiven Einblick in krankhaftes oder von der sogenannten Norm abweichendes Geschehen über die Strafsache als solche hinaus gibt.

Nach Erhebung der Familien- und Vorgeschichte unter allfälliger Voranstellung des Deliktes und des Traumas wird sich die forensisch-psychiatrische Untersuchung solcher Fälle vorteilhaft der Analyse folgender Punkte zuwenden:

1. der Analyse der psychosomatischen Persönlichkeit des Täters mit ihren psychopathologischen und pathophysiologischen Verhaltungs- und Äußerungsformen sowie die Trennung in geno- und phänotypische, konstitutionell bedingte oder durch Krankheit oder durch das Trauma erworbene,

2. der Analyse der durch das Trauma bedingten Persönlichkeitsveränderungen und ihrer Auswirkung auf das Zustandekommen der Straftat,

3. der Analyse der die Tat begünstigenden Umwelteinflüsse und ihre Auswirkungen auf die psychosomatische Persönlichkeit des Täters vor und zur

Zeit des Deliktes.

Was nun zu Punkt 1 die psychosomatische Persönlichkeit und die Persönlichkeitsstruktur der beiden Angeklagten anlangt, so handelt es sich sowohl im ersten Falle des Mordes an einer einsamen Bergwanderin wie im zweiten, des Mordes eines Polizisten an dem ihn nach einem Schweinediebstahl stellenden Gendarmen, um dreiundzwanzigjährige, hochgeschossene, asthenische Vasoneurotiker mit den Charaktereigenschaften leicht erregbarer, sensibler Psychopathen und mit der für Neurotiker bezeichnenden Überempfindlichkeit gegenüber Hitze, körperlicher Beanspruchung, Ermüdung und affektbetonten Erlebnissen und einer durch das Schädeltrauma weiter gesteigerten Empfindlichkeit, einer Hyperästhesie der Sinnesorgane vor allem optischen und akustischen Reizen gegenüber. Während der erste außer einem vermutlichen Schädelgrundbruch durch eine Überdruckwirkung bei einer Panzerexplosion sich bei einer zweiten Verletzung vermutlich einen Bruch der Hinterhauptschuppe mit einer contusio cerebri und Halbseitenerscheinungen zuzog, kam es im zweiten Falle durch eine Verletzung ebenfalls zu einer contusio cerebri mit Hirndruckfolgen. Beide machten außerdem noch stark nachwirkende Nahkampferlebnisse durch. Um Wiederholungen zu vermeiden, sei auf die beiden Gutachten hingewiesen.

Zu Punkt 2 und 3 der durch das Trauma bedingten Persönlichkeitsveränderungen und ihren Auswirkungen auf das Zustandekommen der Straftat sowie des Einflusses der Umweltfaktoren dabei, seien zunächst die wesentlichsten Erkenntnisse und Forschungsergebnisse auf dem Gebiet der Pathologie und Pathophysiologie des Schädeltraumas und seiner Auswirkungen auf den Schädelinhalt und das Zentralnervensystem herausgestellt.

Schädeltrauma und Schädelinhalt. Die Hirnblutliquorraumgleichgewichtsstörung.

Es würde im vorgezeichneten Rahmen zu weit führen, auf die verschiedenen Arten des Schädeltraumas einzugehen, auf die verschiedenen Theorien der Auswirkung desselben auf den Schädelinhalt, das Gehirn und da im besonderen auf das Hirngewebe (Hirnparenchym) und die nervösen Zentren, auf das Blutgefäß- und Hirnwassersystem; es würde auch den beabsichtigten Rahmen dieser Arbeit überschreiten, die verschiedenen Theorien des Syndroms der commotio cerebri (Hirnerschütterung) und der contusio cerebri (Hirnquetschung) und den aus allen diesen Faktoren resultierenden Symptomenkomplex der Hirnblutliquorraumgleichgewichtsstörung, das Syndrom der primären traumatischen Hirnstammschädigung mit seinen Folgen im einzelnen anzuführen. Es seien daher nur die zum Verständnis des Schädeltraumas, seiner Symptome und Folgen wichtigsten Tatsachen angeführt und unter Anlehnung an die Arbeit K ö b c k e s über das Schädeltrauma kurz zusammengefaßt.

Den Schädel treffende Traumen wirken sich, abgesehen von ihrer jeweiligen Wirkung auf das Gehirn, mit Hirnschwellung,

Hirnblutung und Zerstörungen des Hirngewebes, Zerfallsherden und auf die nervösen Zentren in Veränderungen der Blut- und Hirnwassermenge im Schädelinnern aus. Die Stelle, an der es zum Austausch zwischen Blut und Hirnwasser kommt (s. Abb.), bilden die mit Liquor gefüllten Virchow-Robinschen Räume, die durch Einstülpung der weichen Hirnhaut beim Eintritt der Gefäße in das Gehirn entstehen und daher in direkter Verbindung mit dem Subarachnoidalraum stehen. Dadurch erklärt sich auch der „blutige Liquor" bei Schädeltraumen. Daß selbst Verletzungen eines kleineren Hirngefäßes rasch zu erheblichen Blutungen führen können, ist durch die für die Versorgung dieses wichtigen Organes nötige hohe Blutströmungsgeschwindigkeit in den Hirngefäßen zu erklären, die nach den Untersuchungen von M o n i z im Gebiete der carotis interna fünfmal so groß ist als in den Gefäßen des äußeren Schädels, im Gebiete der carotis externa, und die von einem eigenen, in den Gefäßwänden verlaufenden Nervensystem geregelt wird. Schon relativ kurz dauernde Unterbrechungen der Blutzufuhr in den Hirnarterien, die trotz von P f e i f f e r nachgewiesener Anastomosen, zumal in höherem Alter, praktisch Endarterien darstellen — und nach den Untersuchungen von T e m p l e - F a y genügen neunzig Sekunden —, können zu Erweichungen und zum Tode führen.

Nach der bei den keineswegs einfach liegenden Verhältnissen nur beschränkt gültigen M o n r o - K e l l y - B u r r o w - Doktrin von der „U n v e r ä n d e r l i c h k e i t   d e s   S c h ä d e l i n h a l - t e s" infolge der Starrheit der knöchernen Schädelkapsel — nach R e i n h a r d beträgt der Spielraum der Schädelkapazität, in erster Linie durch Verringerung der Blutmenge im Schädelinnern, zehn Prozent — haben nun alle Folgen einer mechanisch-physiologischen Gewalteinwirkung auf den Schädel in Form eines mit commotio oder contusio cerebri einhergehenden Schädeltraumas eine S t ö r u n g.   d e s   H i r n b l u t l i q u o r r a u m g l e i c h g e - w i c h t e s bei Vermehrung der Hirnwassermenge in Form eines Hydrozephalus, bei Verminderung in Form eines Ventrikelkollapses zur Folge.

Von den Ausmaßen und der Reversibilität derselben hängen Grad und Folgen einer commotio bzw. contusio cerebri mit ihren allfälligen Hirndruckfolgen ab, gleichgültig, ob es sich nun um eine vorerst funktionelle Kreislaufstörung im Gehirn in Form einer Vasokonstriktion mit folgender Vasodilatation, eine Stase nach R i c k e r, oder um die als Komplikation einer commotio oder contusio cerebri zu wertenden, meist tödlichen massiven Blutungen in das Hirngewebe und in die Hirnräume oder nur die vorwiegend in der Gegend des vierten Ventrikels beobachteten kleinen, zum Teil ebenfalls häufig tödlichen, punktförmigen D u r e t s c h e n B l u t u n g e n oder die meist die Rinde betreffenden C a s a s s a - s c h e n   B l u t u n g e n oder sei es die durch die weitergeleitete

Stoßwirkung auf den Hirnstamm bedingte Störung des vegetativen Regulations- und Vasomotorenzentrums und der Produktionsstätte des Hirnwassers, der plexus chorioidei, mit Änderungen der Hirnwassermenge handelt.

Physiologie und Pathophysiologie des Hirnwassers.

1. Die Blutliquorschranke.

Es seien nun, ohne auch hier auf die verschiedenen, vielfach umstrittenen Theorien der Produktion, des Kreislaufes und Stoffwechsels des Hirnwassers einzugehen, in Anlehnung an die allerdings ebenfalls von verschiedenen Seiten (Schaltenbrandt, Dandy, Weed, Putnam und Krayenbühl) angefochtene Plexustheorie von Monakow und an die zusammenfassenden Ausführungen von R. Brun die wesentlichsten derzeit anerkannten, zum Teil durch Untersuchungen fundierten Grundtatsachen und Ansichten angeführt. Es sei ausdrücklich darauf hingewiesen, daß, abgesehen von der feststehenden Tatsache der Liquorbildung durch die plexus chorioidei unter normalen Verhältnissen, über die Frage, ob der Liquor als Transsudat, Dialysat oder Sekret aufzufassen ist oder ob eine aktive Zelltätigkeit die ausschlaggebende Rolle spielt, weiters über seinen Kreislauf und die Resorption keineswegs bereits abgeschlossene Untersuchungsergebnisse vorliegen.

Die Hirnrückenmarksflüssigkeit, der Liquor, dessen Kreislauf sich in einem eigenen, abgeschlossenen System vollzieht, welcher wegen seiner von der des normalen Blutserums verschiedenen chemischen Zusammensetzung nicht als einfaches Transsudat aus diesem zu werten ist, wird als ein Produkt von Epithelzellen der Aderhautgeflechte in den Ventrikeln, der plexus chorioidei, aufgefaßt; nach Entfernung derselben hört, wie die klassischen Untersuchungen Dandys zeigten, die Liquorproduktion auf. Wustmann sprach auf Grund seiner Untersuchungen von einer Drüsenfunktion der plexus chorioidei. Die von Rand und Rand und Courville auf Grund ihrer Feststellungen angeblich Liquor enthaltender, traumatisch entstandener Vakuolen im Ventrikelependym geäußerte Ansicht, daß diese Liquor bilden können, erscheint mit Rücksicht auf die geringe Gefäßversorgung und die Ausstattung desselben mit einfachem Zylinderepithel unwahrscheinlich. Auch die von Schönfeld und Leipold, Jakob und Magnus und Putnam und Schaltenbrandt geäußerte Ansicht, daß auch die Meningen bzw. ihre Gefäße als Liquorproduktionsstätte in Frage kämen, ist nach den Versuchen von Kaffka nicht aufrechtzuerhalten. Jakob und Magnus sowie Schaltenbrandt und Putnam konnten den Austritt von Liquor aus dem plexus chorioidei im Tierversuch beobachten. Alle in die Blutbahn eingebrachten Stoffe, seien es nun körpereigene, Hormone, Kolloide, Lipoide etc. oder von außen eingeführte, müssen, um das Hirnparenchym vor Schädigung zu schützen, auf ihrem Wege zum Hirngewebe (Hirnparenchym) eine zwischen Blutbahn und letzterem eingeschaltete Barriere, die von L. Stern als hämoenzephale oder ektomesodermale Barriere, von anderen als Blut-Liquorschranke bezeichnete semipermeable Membran passieren, ehe sie zum Hirngewebe gelangen können.

Die am Aufbau dieser Barriere nach Monakow teilhabenden, nicht nervösen Elemente des Gehirns sind:

1. Die plexus chorioidei der Hirnventrikel,
2. die tela chorioidei,
3. das Ependym,
4. das subependymale Gewebe,
5. Neuroglia,

wobei die drei letzteren zusammen, da sie das Hirngewebe gegen die Blutbahn abschirmen und schädliche Stoffe von ihm fernhalten, nach Achucarro als protektiver „Glia-Schirm" bezeichnet werden.

Für den im gegenseitigen, dauernden Saftstrom ablaufenden Stoffaustausch zwischen Blut und der zu versorgenden Hirnparenchymzelle nahm man ein Dreikammersystem an, bestehend aus einem Blutraum, einem Zellraum und einem zwischen Kapillaren und der von ihr sowohl in ihrer Beschaffenheit wie Funktion verschiedenen plasmatischen Grenzschicht, der Zellmembran, eingeschalteten interstitiellen Raume, dem mit Liquor gefüllten perivaskulären Virchow-Robinschen Raum. Dieser, als Ausstülpung der Pia, „Piatrichter", genannt, umgibt nach Walter und Mestrezaat u. a. alle Gefäße und auch die Kapillaren bis in die Tiefe des Hirns, wobei es jedoch nicht feststeht, ob dieser, wie Schaltenbrandt, Siccard, Mott und Balley annehmen, in den Kapillaren endigt oder sich jenseits der Kapillaren wieder erweitert (s. Abb.).

Ein Ausläufer der Astrozyten der Glia, den man als Gefäßfuß bezeichnet, weil er sich an den Gefäßen ausbreitet und dort Fuß faßt, bildet die eigentliche Grenze zwischen Gehirn und Gefäßwand bzw. der Arachnoidea.

2. Die Zirkulation des Hirnwassers.

Bezüglich der Liquorzirkulation wird angenommen, daß der Liquor, dessen Zirkulation im Gehirn unter normalen Verhältnissen in ganz bestimmter, nicht umkehrbarer Richtung von den Ventrikeln zur Hirnoberfläche verläuft, von den plexus chorioidei durch die Ventrikel in die Seitenventrikel, durch das Foramen Monroe in den dritten Ventrikel, durch den Aquädukt, die foramina Luschkae und Magendie in die Cysterna magna und von da über die Hirnoberfläche in den Subarachnoidalraum und dessen Fortsetzung, die perivaskulären Räume, und schließlich in die Venen seinen Weg nimmt.

Nach der Plexustheorie von M o n a k o w, der die foramina
von L u s c h k a und M a g e n d i e als Artefakte und das Ventri-
kelsystem als eine durch das Ependym gegen den Subarachnoidalraum in sich abgeschlossene Höhle betrachtet, nimmt der Liquor
in einer Binnenströmung intrazerebral seinen Weg in erster Linie
von den plexus chorioidei bzw. den Ventrikeln höchstwahrscheinlich durch die Ependymsaftspalten in die perizellulären Räume,

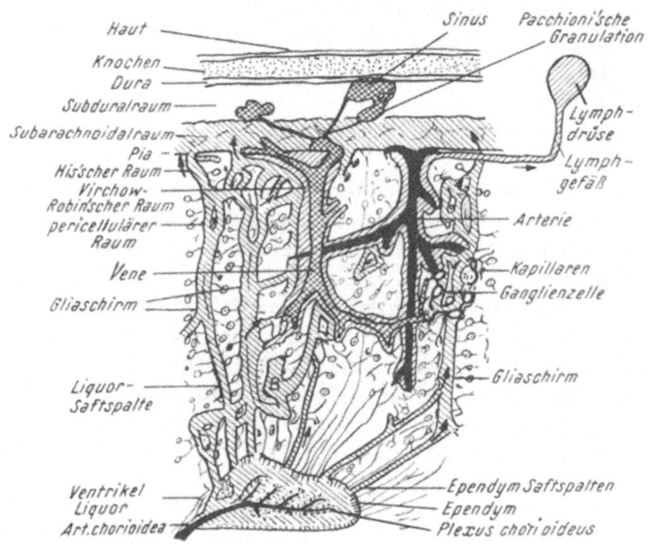

Schema der Hirnwasserzirkulation im Gehirn und der Blut-Liquorschranke.
(Nach C. v. M o n a k o w.)
Während die Gehirnzellen in direkter Berührung mit dem Hirnwasser stehen,
trennt Blutbahn und Gehirnzellen die semipermeable Membran des protektiven
Gliaschirmes.

weiters in den H i s s schen Raum — der von anderer Seite wieder
als pathologisch entstanden aufgefaßt wird —. in den Subarachnoidalraum und schließlich in die venösen Geflechte der P a c c h i o n -
schen Granulationen und in die venösen Sinus.

Für die korpuskulären Elemente, Abraumzellen und Phagozy-
then dürfte als zweiter Abflußweg der aus den perizellulären Räumen in die perivaskulären Räume, den V i r c h o w - R o b i n -
schen Raum und weiter in die abführenden Lymphbahnen zur
Verfügung stehen.

Die gegen die Auffassung des Foramen Luschkae und Magendie
als Artefakte gebrachten Einwände, daß es bei der Enzephalographie leicht gelingt, von den Subarachnoidalräumen und insbesondere der Kleinhirnzysterne, vom Lumbalsack aus, Luft in die Hirnventrikel einzublasen, wird damit zu entkräften versucht, daß
Lufteinblasungen bei der lumbalen und zysternalen Enzephalographie durch den angewandten nötigen Druck wohl die zarten Mem-

branen sprengen können, zumal es sich bei diesen Eingriffen um Gehirne mit pathologischen Verhältnissen handelt.

Auch in der Frage, ob der gesamte Stoffwechsel des Gehirns durch den Liquor geht, wie M o n a k o w, S t e r n und G a u t i e r annehmen, besteht keine experimentell fundierte Ansicht. Nach K ö b c k e dürfte dies der Fall sein, während der Gasaustausch mit dem Hirn durch die Kapillarwände vor sich gehen dürfte.

Zufolge der nach E p p i n g e r als „gerichtete oder biologische Permeabilität" bezeichneten Fähigkeit der Zelle, sowohl der Kapillarmembran wie der Zellmembran, je nach Bedarf der Gewebe bzw. des Körpers eine Auswahl unter den Stoffen zu treffen, die diese Schranke passieren dürfen, werden unter normalen Umständen höchstwahrscheinlich nur Wasser und Nichtkolloide, Eiweiß aber, wie die Untersuchungen von D r i n k e r und F i e l d sowie K l i n g e n b e r g und P e t e r s am Menschen eindeutig ergaben (zitiert nach G o t s c h), nur in geringen Mengen durch die normale Kapillarwand durchgelassen. Zur Passage größerer Mengen von Eiweiß soll es, wie R ö s l e, E p p i n g e r, S a r r e und weiters B l u m e n c r o n, der in Versuchen an Hunden durchgetretenes Eiweiß farbtechnisch nachweisen konnte, nur unter pathologischen Verhältnissen kommen. V o l h a r d wies darauf hin, daß sich diese Zellen bzw. die Kapillaren, je nach dem Bedarf, „erstaunlich durchlässig", nach G o t s c h anderseits „erstaunlich undurchlässig" verhalten können.

Daß hier schädigende Stoffe abgefangen werden, zeigen u. a. Versuche mit in die Blutbahn gebrachten giftigen Farbstoffen (Trypanblau, Berlinerblau, Fluoreszin etc.), die in den plexus chorioidei durch Adsorption oder Fällung zurückgehalten wurden, so daß sie das Gehirn ohne Schädigung der Versuchstiere ungefärbt passierten, während dieselben, in den Subarachnoidalraum eingeführt, schon bei 120- bis 160fach geringeren Dosen tödlich wirkten. Der hier scheinbar bestehende Widerspruch dieser Untersuchungen gegenüber Untersuchungen von S c h a l t e n b r a n d t und P u t n a m, die die Passage des intravenös eingebrachten Fluoreszin durch die Meningen beobachteten, wie den Untersuchungen von S t e r n, der intravenös injiziertes Strychnin, Morphium, Atropin schon nach etwa zwanzig Minuten im Hirnwasser und in der Hirnsubstanz der Versuchstiere, Strychnin und Morphium sogar in größeren Konzentrationen als im Blute, nachweisen konnte, wogegen Kurare die Blut-Liquorschranke nicht passierte, dürfte nach den Untersuchungen von K a f f k a in dem Sinne zu klären sein, daß es ausschließlich von Menge und Konzentration eines Farbstoffes, von den osmotischen Druckverhältnissen abhängt, ob er in den Gefäßen der plexus chorioidei gespeichert oder, wie wir wohl annehmen müssen, infolge einer krankhaften toxischen Schädigung der Gefäßdurchlässigkeit auch an anderen, sonst nichtdurchlässigen Stellen ausgeschieden wird.

Commotio, contusio cerebri und Zwischenhirn.

Was nun den mechanisch-physiologischen Vorgang der Hirnerschütterung bzw. Hirnkontusion anlangt, so haben wir uns auf Grund des derzeitigen Standes der Forschungsergebnisse auf diesem Gebiete vorzustellen und anzunehmen, daß es bei Hirnerschütterungen und Hirnkontusionen durch die Stoßwirkung u. a. zu einer Störung im reflektorischen Steuerungsapparat der vegetativen Zentren im Zwischenhirn mit Störungen der Liquorproduktion in den plexus chorioidei kommt. Die unmittelbare Folge derartiger Schädigungen im Bereiche dieser Gebiete ist nicht nur eine Störung der Regulation im vegetativen Nervensystem und damit des Gefäßapparates und der Durchlässigkeitsverhältnisse im Bereich der Blut-Liquorschranke, eine traumatisch bedingte Insuffizienz der hämoenzephalen Barriere für sowohl körpereigene wie fremde, darunter toxische Stoffe und Produkte, sondern auch eine Änderung der jeweiligen chemischen Zusammensetzung des Hirnwassers.

Die in den beiden geschilderten Fällen zutage tretenden engen Beziehungen zwischen Hirn- bzw. Schädeltrauma und Störungen der Steuerung der vegetativen Zentren legen im vollen Bewußtsein der Problematik einer derartigen Begriffsbildung die Versuchung nahe, von einer t r a u m a t i s c h e n C h o r i o d i e n z e p h a l o s e zu sprechen. In der Streitfrage um die Berechtigung der Bezeichnung Dienzephalose bzw. dienzephale Reaktion im Sinne von W. H. V e i l und H. S t u r m, die vor allem B o d e c h t e l und S a c k verneinen, wird darauf hingewiesen, daß der Nachweis von Vertretungen von Zwischenhirnzentren auch in der regio olfactoria des Kortex mit entsprechenden Ausfällen nach Leukotomie, der von amerikanischen Forschern geführt wurde, gegen eine strenge Lokalisation von vegetativen Störungen im Zwischenhirn spricht. W a n k e weist diesbezüglich auch auf die von R i c k e r in seiner Relationspathologie und von S p e r a n s k y in seiner Neuralpathologie hervorgehobene, stets „ganzheitliche Reaktionsweise des Neurikon" vom Terminalretikulum bis zum Kortex sowie darauf hin, daß nach B e y k o w die „unbedingten" Zwischenhirnreflexe regelmäßig vom höchsten Reflexbogen, den „bedingten" Reflexen des Kortex im Sinne der Hemmung und Enthemmung, mitbewirkt werden. Bei Würdigung der Bedeutung, die im Zwischenhirnhypophysensystem außerdem dem Hypophysenhormon zukommt, müßte man bei derartigen Störungen mit H a u g von einer „k o r t i k o d i e n z e p h a l e n - h o r m o n a l e n R e g u l a t i o n s s t ö r u n g" sprechen.

Zur allfälligen Rechtfertigung der Nomenklatur einer Choriodienzephalose sei aber auf die grundlegenden Ergebnisse der experimentellen Funktionsanalyse des Zwischenhirns von R. W. H e s s und damit auf die Bedeutung derselben hingewiesen. Mit feinsten induzierten Reizen konnten verschiedene Organfunktionen beeinflußt werden, so u. a. die Atemtätigkeit — sowohl im Sinne einer Reizung wie einer Hemmung. So kann man von einer Sympathikuswirkung des Blutdruckes, der Speichelsekretion, der Kot- und Harnentleerung etc. sprechen, wobei es zu letzterer auch auf Grund einer Reizung einer zirkumskripten Zone des Zwischenhirns in affektiver Erregung kommt.

Das posttraumatische zerebrale Allgemeinsyndrom in der forensischen Psychiatrie.

Je nach Stärke und Ausmaß des Schädeltraumas und seinen von den verschiedenen Faktoren abhängigen Auswirkungen auf den Schädelinhalt kann es sich dabei um zunächst noch reversible Schädigungen unter dem Bilde des Foersterschen, von Saethre ergänzten posttraumatischen zerebralen Allgemeinsyndroms handeln. Kommt es zu keiner Rückbildung, sondern zu entzündlich-exsudativen Reaktionen, so entwickelt sich in der Folge durch gesteigerte Hirnwasserproduktion bei herabgesetzter Resorption und Stauung im venösen Abflusse das Bild des erhöhten Hirndruckes, einer Meningitis serosa bzw. eines hydrocephalus externus und internus, mit den entsprechenden mechanischen Dauerdruckfolgen auf das Hirnparenchym und im besondern auf die Zwischenhirngegend mit den vegetativen Zentren.

Foerster trennt in seinem posttraumatischen zerebralen Allgemeinsyndrom die Erscheinungen in nervöse und psychische und führt unter den ersteren:

Kopfschmerzen,
Schwindel,
Brechneigung oder Erbrechen,
Ohrensausen,
Augenflimmern,
vasomotorische Störungen des Kreislaufsystems (Erröten oder Zyanose), besonders Blutandrang nach dem Kopf,
allgemeine körperliche Leistungsunfähigkeit,

unter den psychischen:

allgemeine Herabsetzung der psychischen Leistungsfähigkeit,
Intoleranz gegen Alkohol,
Intoleranz gegen Hitzeeinwirkung,
gesteigerte emotionelle Erregbarkeit und Reizbarkeit,
Neigung zu Depressionen,
mangelnde Konzentrationsfähigkeit,
starke Ermüdbarkeit,
Schwäche der Merkfähigkeit

an.

Unterziehen wir dieselben einer näheren Betrachtung und Analyse, so werden wir gewahr, daß sie zum Teil dieselben sind,

wie wir sie auch im Bilde der Neurasthenie, der vegetativen Neu-
rose, der vegetativen Dystonie und zum Teil auch bei psychogenen Zuständen vorfinden, weshalb u. a. auch von einer Commotions-
neurasthenie, bei B r u n von einer traumatischen Neurasthenie
und bei Einteilungsversuchen für die Gruppe der nervösen Erscheinungen von einer posttraumatischen vegetativen Dystonie gesprochen wird. B e r i n g e r hält anderseits das posttraumatische
zerebrale Allgemeinsyndrom keineswegs für die organische Hirnschädigung als spezifisch.

Aber auch unter den als Folgen der M a n g e l e r n ä h r u n g
i n d e r N a c h k r i e g s z e i t aufgetretenen nervösen und psychischen Störungen, wie sie K a u d e r s und R e i s n e r beschrieben, finden wir ähnliche Syndrome, desgleichen in den dabei in
Erscheinung getretenen Fällen von Depersonalisation, wie sie
M e n g und weiters F r a n k l in der von ihm geprägten Bezeichnung einer Psychadynamie und Hypokortikose mitteilten.

Es ist klar, daß bei der Wertung derartiger Erscheinungen,
wenn sie zum Gegenstand einer forensisch-psychiatrischen Begutachtung werden, handle es sich nun um zivilrechtliche oder strafrechtliche Belange, eine scharfe und klare Trennung und Unterscheidung in der Richtung notwendig sein wird, ob es sich bei
denselben wirklich um posttraumatische Erscheinungen handelt
und nicht etwa um angeborene, konstitutionell bedingte oder er-
erworbene prämorbide Krankheitszeichen einer schon vor dem
Trauma krankhaften oder von der sogenannten Norm abwegigen
Persönlichkeit.

Es seien daher in Kürze die wichtigsten differentialdiagnostischen Unterscheidungsmerkmale zwischen der konstitutionell bedingten Nervosität, der angeborenen Neuropathie und Neurasthenie und den erworbenen nervösen und psychischen Erscheinungen der vegetativen Dystonie und den Bildern der Hirnleistungsschwäche nach Schädel- und Hirntraumen angeführt. Dieser Unterscheidung kommt naturgemäß dann eine besondere Bedeutung zu,
wenn die neurologische Untersuchung keine ausgesprochenen Zeichen einer organischen Hirnschädigung ergibt oder solche, wie in
dem einen Falle, in Form psychopathologischer Zustandsbilder
nur unter besonderen Bedingungen in Erscheinung treten. Das
Intervall zwischen Trauma und den zu begutachtenden Erscheinungen ergibt, wie auch in dem Gutachten angeführt wurde, gewisse Anhaltspunkte, ob es sich beim Trauma tatsächlich um eine
Hirnbeteiligung in Form einer commotio oder contusio cerebri
oder eine bloß nervöse Reaktion auf den Unfall in Form einer
Schreckreaktion gehandelt hat.

So haben wir unter den akuten unmittelbaren Unfallsfolgen
zwischen der konstitutionsabhängigen psychischen Reaktionsweise
auf einen Unfall und den Folgen einer Hirnerschütterung zu unterscheiden. Schreckemotionen und Hirnerschütterung schließen ein-

ander aus, da es sich bei der Hirnerschütterung um einen plötzlich eintretenden Bewußtlosigkeitszustand mit folgender, mehr oder weniger lang dauernder Bewußtseinstrübung handelt. Wird über derartige Erlebnisse berichtet, kann daher von einer Hirnerschütterung keine Rede sein. Über die Wirkung von Schreckerlebnissen auf Psyche und Vegetativum, weiters über den Herztod durch abnormen Vagusreiz bei Schreck wird bei der Erörterung der Psychopathologie und Pathophysiologie der Affekte noch die Rede sein. Derartige Schreckreaktionen gehen, wie uns die Kriegserlebnisse an der Front wie auch im Hinterlande zeigten, ohne Dauerschäden innerhalb relativ kurzer Zeitspannen zurück, falls nicht durch Rentenwünsche eine psychogene Fixation eintritt, wie wir sie u. a. an den nach dem ersten Weltkrieg häufigen Kriegszitterern beobachten konnten.

Gibt uns im akuten Stadium neben den Allgemeinerscheinungen Tiefe und Dauer der Bewußtlosigkeit einen Hinweis auf Grad und Ausmaß der Hirnschädigung und damit dafür, ob es sich um eine commotio oder contusio cerebri gehandelt hat, so sind es in der Folge organisch nervöse Reiz- und Ausfallerscheinungen, sowie deren Dauer, die uns einen Rückschluß auf Art und Grad der traumatischen Hirnschädigung gestatten. Bei der Hirnerschütterung handelt es sich um einen reversiblen Vorgang. Leichteste und leichte Hirnerschütterungen klingen sowohl subjektiv wie objektiv in sechs bis zehn Krankheitswochen ab, während schwere Hirnerschütterungen ein bis zwei Jahre, nach Ansicht mancher Autoren bis zu vier Jahren zu ihrer vollen Ausheilung benötigen. Nach diesem Zeitraum noch bestehende Beschwerden können daher nicht als Folge einer Hirnerschütterung und damit als unmittelbare Unfallsfolgen gewertet werden. Anders liegen die Verhältnisse bei einer contusio cerebri mit ihrer großen Zahl möglicher Folgezustände, wie wir sie auch in den beschriebenen Fällen antreffen.

Vegetative Diagnostik.

So wichtig auf diesem Gebiete einwandfreie Untersuchungsmethoden zur Unterscheidnug und Grenzziehung zwischen postkommotionellen vegetativen Regulationsstörungen und konstitutionell bedingten bei vasolabilen, vegetativ stigmatisierten Neuropathen wären, so sehr stecken sie im Gegensatz zu den großen Fortschritten in der Kenntnis und Analyse des vegetativen Nervensystems — ich verweise weiter auf die grundlegenden Arbeiten von R. W. Hess — noch im Anfangsstadium. Sie erfordern nicht nur Spezialapparate und schwierige, Übung und Erfahrung fordernde klinische Untersuchungen, sondern sind auch in ihren Erkenntnissen keineswegs immer schlüssig und verwertbar. Man versucht, an das Problem, so wie Tönnis, über die Registrierung von Blutdruck- und Pulskurven bei frischen Fällen von Commotio

und postkontusionellen Folge- oder Dauerzuständen oder wie
W a n k e und P f l e i d e r e r durch die Feststellung von Seiten-
differenzen bei Temperaturmessungen oder wie T ö n n i s, D w o -
r a c e k, F i n k, F r o w e i n und H a r r e r durch Grundumsatz-
versuche an Hirnverletzten, durch Untersuchungen des Kohle-
hydrat- und Wasserstoffwechsels und schließlich durch pharmakologische Untersuchungen heranzukommen. M e u s e r t versuchte
auf letzterem Wege eine Trennung der postkontusionellen, zentralen, vegetativen, von B r u n, B a y, T ö n n i s, Z i l l i g u. a. als
Zeichen posttraumatischer Hirnleistungsschwäche beschriebenen
Störungen von dem von ihm als „peripher“ bezeichneten anderen,
vor allem konstitutionell bedingten vegetativen Störungen Vaso-
labiler.

Eine praktische Bedeutung vor allem auf dem Gebiete der forensischen Psychiatrie kommt diesen Methoden aus den erwähnten Gründen derzeit noch nicht zu.

Ausnahmezustände und der Affekt der Angst.

So wird sich, wie bereits angeführt, bei der forensisch-psychiatrischen Begutachtung jeweils nicht nur eine eingehende neurologische Untersuchung unter Heranziehung der entsprechenden,
häufig unentbehrlichen klinischen Untersuchungsmethoden als un-
bedingt notwendig erweisen, sondern es wird bei der Erhebung und
Analyse der psychischen Erscheinungen schon in der Familien-
und Vorgeschichte jedes Symptom und jede Abweichung von der
habituellen Verhaltungsweise dahin zu untersuchen sein, inwieweit
solche tatsächlich mit dem Trauma in ursächlichem Zusammenhang
stehen oder inwieweit es sich im Falle der Straffälligkeit um einen
ersten Vorboten eines im Entstehen begriffenen Organprozesses
oder einer Psychose, etwa eines Initialdeliktes im Sinne S t r a n s -
k y s, handelt.

Es wird und kann daher nicht genügen, sich mit der bloßen
Registrierung derartiger Erscheinungen und ihrer Wertung im
Sinne von „gesund oder krankhaft“ zufriedenzugeben, sondern
es wird gerade in Straffällen zur restlosen Analyse und Erfassung
einer Straftat notwendig sein, diese auch einer Klärung nicht nur
in psychologischem und psychopathologischem, sondern auch patho-
physiologischem Sinne zuzuführen, zumindest aber eine solche zu
versuchen.

Ist es doch keineswegs gleichgültig, ob z. B. die bei einem Teile
von Strafhandlungen ausschlaggebende affektive Komponente lediglich als, zumal bei Jugendlichen, durch erzieherische oder psy-
chotherapeutische Maßnahmen beeinflußbare oder behebbare Charaktereigenschaft oder Disposition in Erscheinung tritt oder als
allenfalls erstes Zeichen in einem Organprozeß wurzelt.

Gerade der erste geschilderte Straffall mit seinen außergewöhnlichen, für ein krankhaftes Geschehen geradezu sublimierten Umweltbedingungen und Begleitumständen, den in diesem Falle nicht rein lustbetonten, sondern stark von Angstvorstellungen begleiteten Erlebnissen einer ersten Bergtour im Leben, der körperlichen Beanspruchung in ungewohnter Höhe bei außergewöhnlicher Hitze, dem Angsterlebnis der Einsamkeit mit den optischen Eindrücken von Seiten der in Schreck erstarrten und aufschreienden, einsamen Bergwanderin, bei der konstitutionell bedingten nervösen und psychischen Labilität gibt zu derartigen pathophysiologischen Erwägungen Anlaß.

Untersuchen wir zunächst den in den angeführten Fällen vorherrschenden und für das Zustandekommen der Tat ausschlaggebenden und richtungweisenden Erlebnisinhalt, den Affekt der Angst, vom pathophysiologischen Gesichtspunkt in seiner Beziehung zur Entstehung von Ausnahmezuständen. ohne auf die Psychopathologie derselben zunächst einzugehen. so wissen wir, daß es sich bei der Angst, worauf i c h seinerzeit bei Untersuchungen über den idiomuskulären Wulst im Bilde der Neurosen hingewiesen habe, um eine physiologische Erscheinung eines Sauerstoffmangels, eine Hyp- bzw. Anoxämie handelt und daß sie hormonal mit starker Adrenalinausschüttung und ihren Folgen einhergeht, die in den körperlichen Begleiterscheinungen objektiv erfaßbar in Erscheinung tritt.

Die Berg- und Höhenangst, wie sie je nach den konstitutionellen Voraussetzungen während Bergtouren bei Erreichung großer Höhen auftritt, ist eine unter Bergwanderern bekannte Erscheinung.

Bezüglich des Einflusses der Höhe auf den Sauerstoffgehalt des Blutes wissen wir, daß rasche Höhenveränderungen, wie im ersten Falle bei der Überwindung der Höhe durch eine Seilbahnfahrt, mit einer je nach der konstitutionellen Verfassung und Anpassungsfähigkeit leichteren oder stärkeren arteriellen Hypoxämie verbunden sind. Das Sinken des Barometerdruckes bedingt eine Verminderung des Sauerstoffgehaltes der eingeatmeten Luft, damit ein Sinken im alveolären und arteriellen Sauerstoffgehalt und damit im arteriellen Sauerstoffsättigungsgrad. Die weitere Folge ist eine respiratorische Alkalose mit vermehrter Ventilation der Lunge unter Klagen über leichte Atemnot, leichterer muskulärer Ermüdbarkeit und Angstgefühlen. Der bei längeren Höhenaufenthalten zu beobachtenden Vermehrung der roten Blutkörperchen kommt bei derartig kurzem Höhenaufenthalt keine wesentliche Bedeutung zu.

Auch im ersten Falle ist das am Tage der Tat die gesamte psychosomatische Persönlichkeit und psychophysische Totalität Beherrschende und Bestimmende der Affekt der Angst.

Wie sehr der Affekt im allgemeinen und die jeweilige Affektlage unser körperliches und seelisches Wohlbefinden und damit unser Handeln beherrscht, zeigt sich in der Erfahrungstatsache, daß körperliche und seelische Gesundheit eine ausgeglichene Organ- und Affektlage zur Voraussetzung haben. Daraus geht aber zugleich wieder hervor, daß die Beziehungen zwischen dem affektiven Erleben und den Organen und dem vegetativen Nervensystem wechselseitige sind. Affekte haben auf nervösem Wege großen Einfluß auf Organfunktionen, so daß man, ohne naturgemäß zu übersehen, daß am Affektleben immer der ganze Organismus und die gesamte psychophysische Persönlichkeit beteiligt ist, bestimmte Affekte mit bestimmten Organen und Organsystemen in Zusammenhang bringt. Durch eine andauernde angespannte Affektlage können funktionelle Organbeschwerden, so besonders im Bereich des Herzgefäßsystems, zu organischen werden, wie die Zusammenhänge zwischen andauernden Angsterlebnissen und dem Auftreten einer angina pectoris zeigen. Anderseits vermögen Organsensationen z. B. in Form primärer Angstempfindungen am Herzen je nach der „Affektivität", dem Ausmaß, in dem das Einzelindividuum auf den jeweiligen Affekt anspricht, „Herzangst" zu erzeugen. So sagt L. B r a u n in seiner Studie „Herz und Angst", „die spezifische Empfindung des Herzens, seine psychische Signatur, seine Sprache ist die Angstempfindung", „der Rhythmus des Herzens und des Vasomotoriums ist ein Teil des vegetativen Apparates, der vegetativen Sphäre, in die man, zumindest im physiologischen Sinne, den affektiven Anteil der Persönlichkeit verlegen kann".

Die Psyche kann anderseits auch sekundär durch Giftwirkungen auf die Hirnrinde, wie es u. a. beim Rauschzustand der Fall ist, mitbeteiligt werden.

So wird der Affekt der Angst in erster Linie mit dem Herzen, dann aber auch den Gefäßen und wegen der Ähnlichkeit und Gemeinsamkeit gewisser nervöser Erscheinungen (Hervortreten der Augäpfel aus den Augenhöhlen, Schwitzen, Zittern, Herzklopfen, Durchfälle etc.) ebenso wie der Affekt des Schreckens mit dem Krankheitsbilde des Basedow, mit der Schilddrüse, der Affekt der Wut mit den Kopfgefäßen bzw. Kopfschlagadern, Kränkung, Ärger, Tränen mit der Leber und Galle, Haß mit dem Herzen usw. in Zusammenhang gebracht. Man spricht von einer Organwahl und einer spezifischen psychischen Valenz eines Affektes, während man die Reaktionsweise gewisser Organe auf bestimmte Affekte bildlich in der Bezeichnung „Organsprache" zum Ausdruck bringt.

Schon die b i l d l i c h e A u s d r u c k s w e i s e d e s V o l k s - m u n d e s weist auf diese Zusammenhänge nicht nur zwischen Affekt und vegetativem Nervensystem, sondern auch einzelnen Organen hin. So hört man „vor Angst und Schreck blieb ihm das Herz fast stehen" (übrigens ein volkstümlicher Hinweis auf das wissenschaftlich erwiesene Vorkommen eines psychischen Herztodes bei entsprechenden Affekten und entsprechender Disposition), „die Angst hat ihm den Atem verschlagen", „das Herz klopft im

Halse vor Angst" und unter unbewußtem Hinweis auf vegetative Zusammenhänge „er machte vor Angst in die Hose" (sowohl bezüglich Kot und Harn), „er wurde vor Wut totenbleich", „er kochte vor Wut" (unter Hinweis auf Erscheinungen der Zirkulation) oder bei Schreck und Entsetzen „das Blut stockte ihm in den Adern", „das Blut wich ihm aus dem Gesicht", „die Haare standen ihm vor Schreck zu Berge", „er bekam vor Schreck eine Gänsehaut". Bei Lustempfindungen spricht man davon, daß das Herz vor Freude zu zerspringen droht, um das Höchstausmaß freudig erregten Herzklopfens zum Ausdruck zu bringen. Diese Beispiele, die, aus dem Leben gegriffen, vom Standpunkt des Volkes bestehende Zusammenhänge aufzeigen, ließen sich noch beliebig ergänzen.

Affektive Erlebnisse, seien es nun lust- oder unlustbetonte, vermögen aber auch die Gesamtheit nervöser und vegetativer Erscheinungen je nach der Stärke des Affektes und der nervösen Konstitution zu aktivieren und in Erscheinung treten zu lassen und das Gesamtbild der Persönlichkeit und seiner Funktionen zu beherrschen und zu verändern. Es ist in dieser Hinsicht das plötzliche Ergrauen oder der gänzliche oder auch flächenhafte Ausfall der Haare im Affekt des Schreckens und der Angst aus der Zeit des Krieges und der Bombenangriffe, wenn auch nur in vereinzelten Fällen, bekannt, desgleichen die affektbedingte Blutdruck- und Pulsfrequenzerhöhung, sowie die Beeinflussung des Blutbildes, des Blutzucker- und Blutkalkspiegels. Es wird darauf bei der Erörterung der Bedeutung der Adrenalinausschüttung im Affekt noch zurückzukommen sein.

Handelt es sich bei den geschilderten, durch mehr oder minder rasch ablaufende, vorübergehende Affekte ausgelösten Erscheinungen und Beschwerden um vorwiegend funktionell bedingte Symptome und Syndrome, so habe ich bereits erwähnt, daß länger einwirkende unlustbetonte Affekte wie psychogen bedingte Erscheinungen aus der funktionellen Störung einen organischen Prozeß zu erzeugen vermögen, zumal dann, wenn in dem entsprechenden Wahlorgan des Affektes bereits eine gewisse Krankheitsbereitschaft besteht. So ist wohl anzunehmen, daß bei Meldungen von plötzlichen, durch ein psychisches Trauma oder Schreck ausgelöstem Herztod schon zuvor eine krankhafte Affektion des Herzmuskels oder des Herzgefäßsystems bestanden hat, die durch das affektive Erlebnis manifest wurde. Ähnliches gilt wohl für das Auftreten von Asthmaanfällen nach Affekteinwirkung, das vermutlich einen bereits geschädigten oder funktionell minderwertigen Atmungsapparat zur Voraussetzung haben dürfte und für das Entstehen einer zentralen Hyperthyreose bei vegetativ Stigmatisierten und Sympathikotonikern. Ganz deutlich tritt in dieser Hinsicht die Wirkung des Affektes in den Affektkrämpfen des frühkindlichen Alters zutage, wie sie E. S t i e r seinerzeit eingehend beschrieben hat.

Zur Physiologie und Pathophysiologie des Zwischenhirns.

Ich habe bei der Erörterung der Beziehungen zwischen Schädeltrauma und Zwischenhirn bereits die Arbeiten von H. V e i l und A. S t u r m in ihrer „Pathologie des Stammhirns" erwähnt, die vom Standpunkt der Unfallsbegutachtung auf die zentrale Auslösung von Krankheitsbildern, die bis dort meist als reine Organbzw. Drüsenerkrankungen aufgefaßt wurden, wie des Morbus Basedow, der Hyperthyreosen und Thyreotoxikosen, des Diabetes mellitus, insipidus, von Magen- uud Darmgeschwüren und anderen durch eine traumatische Stammhirnschädigung hinwiesen; ich habe aber auch die gegen diese Auffassung vorgebrachten Einwände angeführt.

Außer dieser zentral traumatischen Genese von Krankheitsbildern über eine Zwischenhirnschädigung können aber auch, wie i c h an Fällen von postenzephalitischem Parkinson, die nach einer vor Jahrzehnten überstandenen Encephalitis lethargica nach vollkommen beschwerdefreien Intervallen durch Schreckemotionen und psychische Traumen manifest wurden, zeigen konnte, entsprechend starke affektive Erlebnisse bisher latente chronische Prozesse im Bereiche des Zwischenhirns manifest werden lassen.

Wenn wir uns nun die Frage vorlegen, über welche Forschungsergebnisse und Erkenntnisse wir verfügen, die uns eine Erklärung für diese tiefgreifende Wirkung von Affekten auf die gesamte psychosomatische Persönlichkeit geben können, so kommen wir wieder auf die bereits angeführten Forschungsergebnisse der M o n a k o w schen Schule zurück. M o n a k o w und vor allem sein Schüler d e A l l e n d e - N o v a r r o haben gezeigt, daß die Blut-Liquorschranke außer durch Schädel- und Gehirntraumen, sowie infektiöse und toxische Prozesse auch von der seelischen Seite her durch starke Affekterregungen, Affektstürme (nach M o n a k o w) geschädigt werden kann.

Die Wirkung eines Affektes, den wir als einen kurzdauernden, begrenzten, den gewöhnlichen Vorstellungsablauf hemmenden und störenden starken Gefühlsablauf definieren können und bei dem wir je nach seinem Inhalte von einem Affekt der Angst, der Wut, des Zornes usw. sprechen, haben wir uns zum Teil auf Grund experimenteller Untersuchungsergebnisse, denen u. a. die Arbeiten von K a r p l u s und K r e i d l vorangingen, so vorzustellen, daß sich die zentripetalen Impulse im Thalamus, der neben dem durch die Forschungsergebnisse von R. W. H e s s in den Vordergrund gerückten Hypothalamus nach H e a d und S c h i l d e r (zitiert nach B r u n) das Zentrum und zugleich der anatomische und physiologische Sitz der elementaren vitalen Gefühle ist, sammeln und nun über die Hirnrinde zum Bewußtsein kommen und in den basalen Ganglien des Zwischenhirns nach dem vegetativen System umgeschaltet werden. Durch die Mitbeteiligung der vegetativen

Zentren soll es nun durch einen starken Sympathikusreiz bzw. Erregung des sympathiko-adrenalen Systems zu einer massenhaften Adrenalinausschüttung ins Blut, zu einer konsekutiven Adrenalinämie kommen, die ihrerseits wieder zu einer mächtigen Steigerung der Sympathikuserregung und des affektiven Sympathikusreflexes führt, so daß man, wie B r u n sich ausdrückt, „sich immer mehr in Wut hineinsteigert". Das Ausmaß derselben wird die vegetative Einstellung des einzelnen, je nachdem sie mehr nach der sympathikotonen oder vagotonen Seite neigt, sowie die nach den Untersuchungen von K r a u s und Z o n d e k für das Ausmaß der Wirkung der Sympathikusreizung und des Adrenalins maßgebende Ionenkonzentration der Na-, K- und Ca-Ionen am Angriffspunkt der beiden, der Grenzmembran, bestimmen. C a n n o n erblickte in der Adrenalinausschüttung vom biologischen Standpunkt aus eine Notfallreaktion des Sympathikus zur Steigerung der Leistungsfähigkeit des Muskelsystems im Notfalle der Flucht oder des Kampfes.

So kommt es je nach der Stärke eines Affektes durch die direkte Erregung des vegetativen bzw. des Vasomotorenzentrums auf dem Wege über die Hirnrinde zu einer entsprechenden Störung der Gleichgewichtslage im vegetativen System, in weiterer Folge zu einer auch quantitativ entsprechenden Ausschüttung von an sich und durch ihre große Menge toxisch wirkenden Stoffen und Hormonen, darunter Adrenalin, in das Blut, der wieder mehr oder weniger stark ausgeprägte Erscheinungen entsprechen.

In experimentellen Untersuchungen konnten M e y t h a l e r, W o s s i d l o (zitiert nach B r u n) bei erregenden Reizen eine Adrenalinausschüttung feststellen, während C a n n o n W. B. und D e l a P a z zeigten, daß beim Affekt der Adrenalingehalt im Blut der venae suprarenales zunimmt, eine Erscheinung, die in ursächlichem Zusammenhang mit der Pulsbeschleunigung, der Erhöhung des Blutzuckerspiegels etc., wie sie bei Erregung zu beobachten sind, gebracht wird. B r a n d t und K a t z konnten bei Suggestion eines Affektes in Hypnose eine Vermehrung von Adrenalin im Blut feststellen. Treffen diese im Laufe des affektiven Angst- und Erregungszustandes ins Blut ausgeschütteten Stoffe auf ihrem Wege zum Großhirn auf eine durch ein vorhergegangenes Schädeltrauma durchlässig gewordene Blut-Liquorschranke, so kommt es, wie es vor allem in dem ersten der beiden beschriebenen Fällen angenommen werden muß, zu einer Überschwemmung des Gehirns mit diesen toxisch wirkenden Stoffen, zu einer Affektvergiftung, wie sie M o n a k o w nannte, und zu jenen psychischen Ausnahmezuständen, die die verschiedensten Grade der Einschränkung der Bewußtseinsbreite und der freien Willensbestimmung beinhalten. Wesentlich ist, daß die Ausnahmezustände im Gegensatz zu den ausgeprägten Bildern psychotisch veränderter

Lebensabläufe im Verlaufe von Geisteskrankheiten oder chronischer Hirnprozesse, den eigentlichen Dämmerzuständen, zeitlich begrenzt eine Unterbrechung der sonst vollkommen normalen Verhaltungsweise des Betroffenen darstellen und daß mit der veränderten Bewußtseinsbreite auch eine Veränderung der Wahrnehmungen, ihrer Verarbeitung und in weiterer Folge der Orientierung und des Gedächtnisses Hand in Hand geht. Je nach ihrer Ausprägung und Stärke sind hier, ähnlich wie z. B. beim physiologischen Dämmer- oder Ausnahmezustand des Schlafes, alle Übergänge gegeben, die sich eben im Grenzlande zwischen Gesund und Krank bewegen.

Haft, vegetatives Nervensystem und Endokrinium.

Ohne auf die bunten psychischen Bilder eingehen zu können, die eine Haft auszulösen vermag, von den einfachen psychogenen Erscheinungen und Zustandsbildern angefangen bis zu den eigentlichen Haftpsychosen, und ohne die Frage des Manifestwerdens von Psychosen bei präpsychotischen Persönlichkeiten in diesem Rahmen anschneiden zu können, sei bezüglich krankhafter psychischer Erscheinungen und Ausnahmezustände im Verlaufe einer Haft darauf hingewiesen, daß auch dauernde, mit Angst verbundene affektive Spannungen oder Affektschübe, wie sie im Verlaufe einer protrahierten, oft nicht gerechtfertigten Haft mit ihren Vorführungen und Verhören gegeben sind, zu einer allmählichen Schädigung der Blut-Liquorschranke und zur Erhöhung ihrer Durchlässigkeit für auf das Gehirn toxisch wirkende Stoffe führen können und die ganze psychophysische Persönlichkeit weitgehend und jeweils so stark zu verändern vermögen, daß der Häftling unter Umständen auch in seiner Verantwortungsfähigkeit beeinträchtigt erscheint. Sowohl für die Zeit einer Haft wie für die einer Hauptverhandlung müßten diese Möglichkeiten unter besonderer Berücksichtigung der psychosomatischen Verfassung des Untersuchungshäftlings bzw. des Angeklagten vom Richter ins Kalkül gezogen werden.

Besonderes Interesse verdient in diesem Zusammenhange ein von B r u n zitierter Fall von S t i e v e eines zum Tode Verurteilten, bei dem es durch die fortgesetzte ängstliche Erwartung zu schweren anatomischen Veränderungen in den Keimdrüsen im Sinne des Aufhörens der Samenbildung und Rückbildung der Testikel kam.

Ähnlich liegen die Verhältnisse beim Weibe. So beobachtet man als Ausdruck hormonaler Störungen im Verlaufe einer Haft häufig oft über die Haft selbst hinausreichende Störungen der Menstruation, meist in Form des Ausbleibens derselben, also von Amenorrhoe — eine Erscheinung, die übrigens auch aus den Zeiten des Reichsarbeitsdienstes bei entsprechend unlustbetonter Einstellung zu demselben bekannt ist —, und schließlich als Folge einer Haft den vorzeitigen Eintritt von Involutionserscheinungen auf dem Gebiete der Geschlechtsdrüsen in Form eines Climacterium praecox.

Diese Erscheinungen bilden das Gegenstück zu einem von m i r anläßlich der Enzephalitisepidemie 1919/1920 mitgeteilten Falle vorzeitiger Geschlechtsreife, einer pubertas praecox, im Anschlusse an eine Encephalitis lethargica bei Etablierung eines organischen Krankheitsprozesses im Hypophysen-Zwischenhirnbereich und zu den noch zu besprechenden Versuchen S t e i n a c h s über die erotisierende Wirkung der Geschlechtshormone auf das Zentralnervensystem.

Alle diese Erscheinungen und Beobachtungen zeigen, wie tief die Psyche auf affektivem und hormonalem Wege in das ganze vegetative Gefüge einer Persönlichkeit einzugreifen vermag.

Es muß daher mit Rücksicht auf die möglichen schweren Schäden einer Haft die möglichste Abkürzung derselben wie der ganzen Voruntersuchung, besonders in zweifelhaften Fällen, gefordert werden.

Die Bedeutung des Affektes für die Entstehung organischer Störungen.

Daß, wie ich bei der Erörterung der Wirkung des Affektes der Angst auf einzelne Organe und Organsysteme bereits ausgeführt habe, starke und langdauernde Schreckwirkungen organische Hirnschädigungen auszulösen vermögen, zeigt eine von R. B r u n zitierte Untersuchung von d e A l l e n d e - N o v a r r o aus dem M o n a k o w schen Institut an den Gehirnen von zwei Papageien, bei denen sich einige Zeit nach einem psychischen Trauma schwere organische Hirnsymptome mit fortschreitenden Lähmungserscheinungen und epileptischen Anfällen entwickelten, wobei die mikroskopische Untersuchung schwere degenerative Veränderungen im Schutzfilterapparat des Gehirns, besonders an den plexus chorioidei und in den ventrikelnahen Hirngebieten, mit Abnahme derselben gegen die Hirnoberfläche hin, ergab. Der eine Papagei war in Abwesenheit seiner Herrin durch einen Kater stundenlang im Zimmer herumgehetzt worden, der andere war beim Überfliegen eines Sees ins Wasser gefallen und konnte nur mit Mühe vor dem Ertrinken gerettet werden.

Ein weiterer Beweis für die Auslösung organischer Hirnschädigungen durch Schreck und Angst bilden die von m i r mitgeteilten, bereits angeführten Fälle von durch psychisches Trauma manifest gewordenem postenzephalitischem Parkinson.

Zur Frage der Auslösung organischer Störungen, im besonderen von Herzschäden durch seelische Erregungen, ist eine Mitteilung von Anders K r i s t e n s o n von Interesse. K r i s t e n s o n hat während seelischer Erregungen elektrokardiographische Untersuchungen vorgenommen und kommt zur Feststellung, daß bei seelischen Erregungen alle Übergänge vorkommen können, von leichtgradigen Elektrokardiogrammveränderungen mit nicht beachteten subjektiven Symptomen bis zu Fällen mit mehr oder minder schweren Herzmuskelschäden. In drei Fällen war die psychische Erregung von einem Koronarinfarkt gefolgt.

Physiologische und pathophysiologische Ausnahmezustände.

Der Hitzekoller.

Wenn wir nun zu den mitgeteilten Fällen zurückkehren und nach der Analyse der physiologischen und pathophysiologischen Funktionsabläufe, die, durch die traumatisch verursachten funktionellen Störungen und organischen Veränderungen im Zentralnervensystem bedingt, auslösend und richtunggebend für die psychosomatische und psychophysische Persönlichkeitsveränderung wurden, die in den beschriebenen Fällen zu jenen psychischen Abweichungen von der habituellen Verhaltungsweise und zu jenen Ausnahmezuständen führten, in denen es zur Mordtat kam, läge die Versuchung sehr nahe, auf das große Gebiet der Psychopathologie derartiger Erscheinungen und Ausnahmezustände im Bereiche des „Normalen", wie wir ihnen auf der breiten Straße im Niemandsland zwischen Gesund und Krank auch in der Psychopathologie des Alltags auf Schritt und Tritt begegnen, einzugehen und sich mit Art und Ausmaß dabei eintretender Bewußtseinsgestaltungen zu befassen, um sie auch dem Nichtmediziner verständlich zu machen.

Es gibt wohl kaum einen Menschen, und sei er selbst primitiverer Art, der nicht schon einmal an sich selbst und an seinen Handlungen, zumal bei körperlicher und geistiger Ermüdung, ohne Vorliegen irgend eines organischen Prozesses die laienhafte Feststellung einer psychischen Abweichung von seiner sonstigen Verhaltungsweise im Sinne eines psychischen bzw. psychophysischen Ausnahmezustandes gemacht oder sich in einem solchen entdeckt hätte, indem er ohne eigenes Zutun und ohne „die freie Bestimmung des eigenen Willens" wie in einem Dämmerzustande bei einer scheinbaren Einengung seiner Bewußtseinsbreite gehandelt zu haben berichtet, ohne daß für ihn erkennbare andere als die gewöhnlichen Alltagsbedingungen vorlagen und ohne daß vom Standpunkte amnestischer Ausfälle von einer eigentlichen Unterbrechung seines Bewußtseinskontinuums die Rede sein könnte, wenn auch zum Teil durch psychogenetische Faktoren bedingte Erinnerungslücken bestehen. Es handelt sich bei diesem Vorkommen meist um unter den angeführten Bedingungen aufgetretene Konzentrationsstörungen.

Aus der großen Vielheit und Buntheit der psychopathologischen Erscheinungen des Grenzgebietes zwischen Gesund und Krank, die sich von einfachen psychischen, zum Teil psychogenen Reaktionsformen, psychogenen Ausnahme- und Dämmerzuständen, über organisch bedingte zu den Symptomenbildern der Organpsychosen erstrecken, sei, ohne auf die psychopathologischen Theorien und Mechanismen derselben eingehen zu können, einem psychischen Ausnahmezustand vom pathophysiologischen Standpunkte aus mehr Beachtung geschenkt, dem „Hitze- und Höhenkoller", weil er im ersten Falle, ein Symptom eines schweren organischen Hirnprozesses, als erstes posttraumatisches Hirnzeichen bei Farmerarbeit in großer Hitze in Amerika auftrat, dann sich wieder bei Arbeit in den Stickstoffwerken in heißen, mit Dämpfen erfüllten Räumen zeigte, so daß ihm die Werksleitung in richtiger Erkenntnis der Gefahr, ohne daß jedoch entsprechende Untersuchungen zur Klärung des Zustandes unternommen worden wären. vom bewaffneten Werkschutz entfernte, um ein Unglück zu verhüten, während es bei neuerlichem Auftreten anläßlich einer anstrengenden, ungewohnten Bergtour bei großer Hitze in einem solchen Zustand zur Mordtat kam.

S t r a n s k y hat sich in einem Vortrag „Über die Psychopathologie der Ausnahmezustände" unter Hinweis auf die Begriffe Noound Thymopsyche mit derartigen Ausnahmezuständen, vor allem dem Kriegs- und Frontknall, befaßt und weiters des Zuchthausknalles und auch des Tropen- und Hitzekollers Erwähnung getan und dann weitere Beispiele für solche Erscheinungen aus dem Tierreich herangezogen.

S t r a n s k y weist dabei darauf hin, daß es auch bei solchen Menschen, die in toto doch als mehr oder minder normal zu gelten haben, so etwas wie „p h y s i o l o g i s c h e A u s n a h m e z u s t ä n d e" gibt. Festzuhalten ist wohl bei diesen Zuständen mehr oder minder normal erscheinender, organisch gesunder, nicht hirnbeschädigter Menschen, daß sie stets irgend welche außergewöhnliche, nicht alltägliche Lebensbedingungen und Verhältnisse zur Voraussetzung haben, sei es nun eine starke affektive Erregung oder vor allem bei Vasolabilen mit einer geringeren körperlichen Leistungsfähigkeit schwierige klimatische oder atmosphärische Verhältnisse, die eine Störung der vegetativen Steuerung mit Hypbzw. Anoxämie etc. und damit zugleich, wie i c h seinerzeit bei den bereits angeführten Untersuchungen über den idiomuskulären Wulst im Krankheitsbilde der Neurosen zeigen konnte, Angstzustände bedingen.

Unterziehen wir diese Ausnahmezustände einmal einer Untersuchung vom physiologischen und pathophysiologischen Standpunkt aus und suchen wir, da es ja für die forensisch-psychiatrische Beurteilung dieser Zustände keineswegs belanglos ist, ob wir sie noch als physiologisch oder bereits pathophysiologisch zu werten haben, nach Kriterien, die uns bei den fließenden Übergängen doch einigermaßen eine Unterscheidung in dieser Hinsicht ermöglichen, so erscheint es zur Veranschaulichung auch hier vorteilhaft, neben all dem, was ich über die wechselseitige Beziehung zwischen Seelenleben und vegetativem Nervensystem zum Teil auf Grund experimentell-physiologischer, pathologisch-anatomischer Untersuchungsergebnisse und nicht zuletzt klinischer Erfahrungen bereits angeführt habe, auf die Erscheinungen des normalen Trieblebens, sowohl beim Menschen wie beim Tier, zurückzugreifen. Vielleicht können wir dann als rein „physiologisch“ sensu strictiore nur all das bezeichnen, was sich im Rahmen der Erhaltung der Art vor allem im Bereiche des Geschlechtstriebes und im Rahmen der „normalen“ Lebensabläufe und Verhaltungsweisen und des „normalen“, harmonisch ausgeglichenen Ablaufes unseres Seelenlebens an Erscheinungen bietet, während wir für alles, was darüber hinaus sich davon als „krankhaft“ und außerhalb des „Normalen“ liegend abhebt, wie u. a. auch bei den Absenzen und äquivalenten Erscheinungen der Epileptiker, eine pathophysiologische Grundlage oder pathophysiologisches Geschehen, neben anderen Faktoren, im Sinne einer krankhaften Schädigung und Funktionsstörung der Blut-Liquorschranke annehmen können. Damit würden wir aber auch, wiewohl ich mir vollkommen der Unzulänglichkeit einer derartigen Einteilung und der keineswegs in allen Fällen immer möglichen Beweisbarkeit ihrer hypothetischen Voraussetzungen bewußt bin, den anschließend noch zu erörternden Definitionen für die Begriffe „normal“ etc. wie der u. a. von B r o w n für letzteren Begriff festgelegten: „L’homme normal serait l’individu, qui n’est pas affecté d’une maladie, d’une infirmité ou d’une trouble, décrit par la psychiatrie ....“ gerecht werden.

Damit würden die rein physiologischen Ausnahmezustände des Schlafes, des normalen Trieb- und Affektlebens, wie der Grad der Erotisierung im Geschlechtsakt, der Grad des Erlebens von Lust und Unlust im Affekt etc. sich von darüber hinausschießenden, als pathologische bzw. pathophysiologische Vorgänge zu wertenden Reaktionen und Reaktionsabläufen abzeichnen.

Ziehen wir als Beispiele eines physiologischen Ausnahmezustandes den Orgasmus im Sexualleben als Höhepunkt des Geschlechtsaktes heran, so können wir auf Grund der Versuche von S t e i n a c h am Frosch bezüglich des Umklammerungsreflexes, der beim Froschmännchen nur zur Zeit der Brunst auslösbar ist und der bei nichtbrünstigen Fröschen wieder in Erscheinung tritt, wenn ihnen Hodensaft oder Hirnrückenmarksubstanz brünstiger Männchen injiziert wird — im Zusammenhang mit den M o n a k o w schen Forschungsergebnissen über die Funktion der Blut-Liquorschranke im Rahmen seiner Plexustheorie —, annehmen, daß es

durch die Ausschüttung von Hormonen und ihre Passage durch
eine normal funktionierende Blut-Liquorschranke zu einer Um-
stimmung der Hirnfunktion im Sinne einer Erotisierung der psychophysischen Gesamtpersönlichkeit mit einem hormonal bedingten Affektsturm als einer vorübergehenden passageren „physiologischen" Erscheinung kommt.

I c h habe anderseits auch unter Anführung verschiedener experimenteller Untersuchungen über die Adrenalinausschüttung
unter physiologischen und pathophysiologischen Bedingungen darauf hingewiesen, welch große Bedeutung der Integrität der hämoenzephalen Barriere im Ablaufe stark affektbetonter Erlebnisse
zukommt. I c h habe als Beispiel dafür die von mir mitgeteilten
Beobachtungen angeführt, daß psychische Traumen, Schreck und
körperliche Überbeanspruchung zum Manifestwerden eines bis
dahin latenten postenzephalitischen Parkinson, also eines organischen Prozesses, führen können und habe erst kürzlich einen gleichen Fall nach einer intravenösen Evipannarkose mitgeteilt, bei
dem es infolge Schädigung der Blut-Liquorschranke des mit der
Lokalisation des enzephalitischen Prozesses zusammenfallenden
Angriffspunktes der therapeutischen Wirkung des Evipan zu
einem toxisch bedingten Manifestwerden des postenzephalitischen
Parkinson kam.

Es wird daher in allen diesen Fällen von „K o l l e r" und
„K n a l l" bei sonst normal erscheinenden Menschen mit einem
mit ihrer habituellen Verhaltungsweise oft in schreiendem Widerspruch stehenden Bilde eines zweifellos einen pathologischen Eindruck erweckenden psychischen Ausnahmezustandes zu untersuchen sein, ob es sich in diesen Fällen tatsächlich um noch als
„physiologisch" zu wertende Ausnahmezustände handelt oder um
bereits als krankhaft anzusprechende Abläufe mit tiefergreifender
passagerer oder nicht mehr reversibler Schädigung durch toxische
und zum Teil noch unbekannte Substanzen im Bereiche der protektiven Schutzapparate des Gehirns. Gerade die Ähnlichkeit des
Bildes des im ersten Falle geschilderten Hitzekollers mit einem
pathologischen Rauschzustand läßt eine derartige Annahme gerechtfertigt erscheinen.

Jedenfalls erscheint es angezeigt, sich in solchen Fällen nicht
mit der Feststellung eines „Kollers" oder „Knalls" im allgemeinen zu begnügen, sondern, wie in dem hier geschilderten ersten
Fall, nach pathologischen Ursachen zu fahnden.

Der zweifellos gegebene Zusammenhang zwischen der durch
den Kontusionsstoß der contusio cerebri ausgelösten mechanisch-
physiologischen Störung der labilen vasomotorischen Reflexe, die
von den vegetativen Zentren im Zwischenhirn aus die Tätigkeit
der plexus chorioidei und der Hirnarterien und damit die Ernäh-
rung der Hirnsubstanz regulieren, mit ihren pathophysiologischen
Folgeerscheinungen im Zwischenhirn und den unter ausgeprägten

objektiven, vegetativ-nervösen Erscheinungen ablaufenden Ausnahmezuständen eines Koller legt für diese die Bezeichnung „t r a u m a t i s c h - d i e n z e p h a l b e d i n g t e A u s n a h m e - z u s t ä n d e" bzw. „dienzephaler Anfall" bei einer traumatischen Choriodienzephalose für derartige Krankheitsbilder nahe.

Die Definition des Begriffes geistiger Gesundheit im juridischen und medizinischen Blickfelde.

Die beschriebenen Erscheinungen im Bilde „geistiger Gesundheit" zeigen, wie fließend die Grenzen zwischen Gesund und Krank sowohl auf körperlichem wie auf seelischem Gebiet sind und wie sie, abgesehen von konstitutionellen und in der Persönlichkeitsgestaltung des einzelnen wurzelnden Faktoren, von den verschiedensten Umwelteinflüssen bestimmt werden. Sie lassen aber auch erkennen, wie schwierig sich Versuche von Definitionen der Begriffe „Gesund und Krank", „Normal — Nichtnormal", wie sie für die forensisch-psychiatrische Begutachtung nötig sind, gestalten müssen und wie wichtig und verantwortungsvoll die Beantwortung der Frage ist, in welcher Wegstrecke der breiten Straße durch das Niemandsland zwischen Gesund und Krank gewisse Erscheinungen jeweils einzureihen sind. Von der Einengung der Bewußtseinsbreite und der Einschränkung der freien Willensbestimmung wird auch ihre forensisch-psychiatrische Beurteilung abhängen.

Daß ihre Einordnung in die im Strafgesetz verankerten Begriffe der Zurechnungs- bzw. Unzurechnungsfähigkeit oft große Schwierigkeiten bereitet bzw. oft unmöglich ist, hat in den erwähnten fließenden Übergängen vom Gesunden zum Kranken seinen Grund und begründet die Forderung nach Schaffung des Terminus der verminderten Zurechnungsfähigkeit bei einer Strafrechtsreform.

Nur dem Psychiater und Psychopathologen, denen ihr Berufsleben täglich, ja oft stündlich tiefen Einblick in psychopathologische Erscheinungsformen des Alltags gibt, und vor allem dem forensischen Psychiater, auf dessen Schultern letzten Endes die schwere Verantwortung für das Schicksal eines Menschen, ja nicht selten, wenn auch indirekt, die Entscheidung über Leben und Tod lastet, wird auf Grund seiner naturwissenschaftlichen Erkenntnisse und der psychopathologischen Erfahrung voll bewußt, wie schwierig im konkreten Falle bei der Beurteilung einer konkreten Handlung die Frage: „Gesund oder krankhaft?" sich gestalten kann.

Die keineswegs befriedigenden Versuche bedeutender Forscher, Definitionen für die in der forensischen Psychiatrie grundlegenden Begriffe, wie z. B. normal, geistig gesund und zurechnungsfähig, zu geben, lassen deutlich die Tatsache zutage treten, daß diese Begriffe keineswegs absolut gültige Normen darstellen. Es kann also, entgegen der juridisch gültigen Determinierung, weder von einer absoluten geistigen Gesundheit, einer absoluten Zurechnungsfähigkeit wie von einem absolut freien Willen die Rede sein.

So gibt u. a. B r o w n für den Begriff „normal" zwei Definitionen, in denen er sagt:

„Il existent deux définitions de l'homme normal: la définition statique ou réaliste: ‚l'homme normal est comme les autres.' Et la définition dynamique, idéale: .l'homme normal est comme il devrait être'"
und bemerkt dazu bezüglich der Stellungnahme der Psychiatrie:

„La Psychiatrie adopte plutôt la définition statique, qui est trop simpliste et d'après laquelle, l'homme normal serait l'individu, qui n'est pas affecté d'une maladie, d'une infirmité ou d'une trouble, décrit par la Psychiatrie."

Als eine der Definitionen geistiger Gesundheit sei die von W i l l i a m C. M e n n i n g e r herausgegriffen, der sagt:

„What is mental health? Let us define each other with the maximum of affectiveness and happiness. Not just efficiency, or just contentment, or the grace of obeying the rules of the game cheerfully. It is all of these together. It is the ability to maintain an ever temper, an alert intelligence, socially considerate behavior, and happy disposition."

Zur Definition der Zurechnungsfähigkeit äußerte sich kein geringerer als F o r e l :

„Zurechnungsfähigkeit ist gleich adäquate Anpassungsfähigkeit an die soziale Umwelt."

Forensische Psychiatrie und Strafgesetz.

Wenn ich nun den rein medizinischen Standpunkt des forensischen Psychiaters auf Grund der neuesten Erkenntnisse und Forschungsergebnisse in möglichster Kürze dargelegt und eine Analyse in den beiden Mordfällen durch Hirnbeschädigte versucht habe, so sei nun, um die Schwierigkeiten aufzuzeigen, die die Koordinierung dieser modernen medizinischen Anschauung mit den formaljuridischen eines für die Zeit seiner Schaffung zwar guten, jedoch hochbetagten und den Fortschritten der Medizin nicht mehr vollkommen gerecht werdenden Strafgesetzes bereitet, auch auf den juridischen Fragenkomplex eingegangen.

Wenn hier von Schwierigkeiten gesprochen wird, so darf nicht übersehen werden, daß sich solche Schwierigkeiten einerseits daraus ergeben können, daß die vom Gesetz dem Gutachter gesteckten Grenzen seiner Tätigkeit und Kompetenz zuweilen nicht genügend streng beachtet und überschritten werden, wie es in der Anfechtung der beiden Gutachten durch den Staatsanwalt im zweiten Falle deutlich zutage tritt. Anstatt zu einem Einverständnis zwischen Psychiater und Richter in den strittigen Grenzgebieten kommt es dann zu Erörterungen über die Grenzen der Kompetenz.

Sie können sich anderseits aber auch ergeben aus der rein subjektiven Einstellung sowohl des Juristen wie des Psychiaters zu ihrem Beruf und ihrer Berufshaltung in der mehr oder minder straffen Auslegung und Anwendung der rechtlichen Normen im konkreten Straffalle und der Behandlung desselben als einen rein juridischen Tatbestand ohne Berücksichtigung der Persönlichkeit des Täters, beim Psychiater in der Bearbeitung eines Falles vom rein psychiatrischen, organisch nervösen, psychologischen, tiefenpsychologischen Gesichtspunkt aus.

Es seien daher diese Grenzen zunächst einmal scharf abgesteckt.

Bei der Abfassung des Strafgesetzes ging der Gesetzgeber von der These aus, daß jeder geistig gesunde Mensch, sobald er ein bestimmtes Alter erreicht hat, über die entsprechenden geistigen Fähigkeiten, die entsprechende seelische Reife und nötige Urteilskraft verfügt, sein Handeln nach seinem freien Willen selbst zu bestimmen und dafür auch die Verantwortung zu tragen; er wird verantwortlich. Handelt er unter diesen Voraussetzungen so, daß er sich Verstöße gegen die bestehende Ordnung, die bestehenden Vorschriften und Gesetze, die im Strafgesetz zusammengefügt sind, zuschulden kommen läßt und damit gegen das Strafgesetz verstößt, so wird er strafrechtlich verantwortlich und damit straffällig. Eine Befreiung von dieser Straffälligkeit im Sinne eines Strafausschließungsgrundes kann ihm nur zuerkannt werden, wenn er nach § 2 des österreichischen Strafgesetzes zur „Zeit der Tat des Gebrauches der Vernunft beraubt" war oder im Zustande einer „Sinnesverwirrung" oder in Volltrunkenheit gehandelt hat, er gilt dann als unzurechnungsfähig und er wird dann der Rechtswohltat des Strafausschließungsgrundes teilhaftig.

Damit sind wir in der F r a g e d e r Z u r e c h n u n g s f ä h i g k e i t auch an den vom Gesetzgeber gezogenen Grenzen zwischen dem Aufgabenbereiche des Sachverständigen und dem des Richters und des öffentlichen Anklägers angelangt. Die Aufgabe des psychiatrischen Sachverständigen ist es, nun zu untersuchen, ob in einem konkreten Falle die im Strafgesetz niedergelegten Voraussetzungen für die Zuerkennung der Unzurechnungsfähigkeit tatsächlich vorliegen, und im bejahenden Falle in, je nach der Lage des Straffalles, mehr oder weniger ausführlicher wissenschaftlicher Begründung dafür auch den Beweis anzutreten, um dem Richter oder dem öffentlichen Ankläger die Handhabe dafür zu geben, auf Grund des psychiatrischen Gutachten über das Bestehen einer von der als geistige Gesundheit verstandenen Norm abweichenden geistigen oder seelischen Störung oder Verhaltungsweise zur Zeit der Tat den Strafausschließungsgrund der Unzurechnungsfähigkeit zur Anwendung zu bringen. Der Sachverständige hat sich dabei an die Vorschriften des § 134 der österreichischen Strafprozeßordnung zu halten, daß die Sachverständigen „über das Ergebnis ihrer Beobachtungen Bericht zu erstatten, alle für die Beurteilung des Geistes- und Gemütszustandes des Beschuldigten einflußreichen Tatsachen zusammenzustellen, sie nach ihrer Bedeutung, sowohl einzeln wie im Zusammenhang, zu prüfen und, falls sie eine Geistesstörung als vorhanden betrachten, die Natur der Krankheit, die Art und den Grad derselben zu bestimmen und sich sowohl nach den Akten als nach ihrer eigenen Beobachtung über den Einfluß auszusprechen haben, welche die Krankheit auf die Vorstellungen, Triebe und Handlungen des Beschuldigten geäußert habe und noch äußere, und ob und in welchem Maße dieser getrübte Geisteszustand zur Zeit der begangenen Tat bestanden habe".

Nur in zweifelhaften Fällen kann zuweilen an den Sachverständigen die Frage gestellt werden, ob dem Beschuldigten die Tat auf Grund seiner psychischen Eigenheiten zugetraut werden könne.

Der Sachverständige hat sich dabei an die im § 2 des österreichischen Strafgesetzes angeführten Merkmale der Zurechnungsfähigkeit zu halten. Da diese sich nur auf die Beschreibung und Determinierung des Inhaltes und des Wesens psychischer Zustandsbilder und Ausnahmezustände beschränken, ohne auf eine psychiatrische Diagnose einzugehen, ist es Sache des Sachverständigen, diese Merkmale mit den charakteristischen Erscheinungen in Einklang zu bringen und in den Rahmen derselben so einzubauen und so zu erläutern, daß eine möglichst große Übereinstimmung zwischen den psychiatrischen Ansichten und den auf dem Gesetzestext basierenden Auffassungen des Richters erreicht wird. In der weitaus größten Anzahl der Fälle bereitet dies keine besonderen Schwierigkeiten, in schwierig liegenden Fällen bedarf es dazu jedoch oft engster Zusammenarbeit zwischen Psychiater und Richter, um zu einer gemeinsamen Linie in der Auslegung und Auswertung dieser Merkmale und Begriffe zu gelangen.

Die Zuerkennung der Unzurechnungsfähigkeit ist daher nicht Sache des Sachverständigen, sondern lediglich des Richters, der sich, falls er den vom Psychiater angeführten Strafausschließungsgrund anerkennt, dabei auf das psychiatrische Gutachten, das das Vorliegen der Kriterien einer Unzurechnungsfähigkeit feststellt, stützt und beruft. Denn nicht die Krankheit und der Grad derselben sind ausschlaggebend für die Unzurechnungsfähigkeit, sondern der Mangel oder das Fehlen der freien Willensbestimmung, über deren Vorhandensein oder Fehlen der Richter zu entscheiden hat. So kann der Richter einen Angeklagten für zurechnungsfähig erklären, wenn er zur Ansicht gelangt, daß dieser trotz der vom Psychiater angeführten krankhaften seelischen Erscheinungen in seiner freien Willensbestimmung nicht derart eingeschränkt ist, daß er die Folgen seiner Handlung nicht zu erkennen und in der Wahlfreiheit seiner für und gegen eine Handlung sprechenden Motive nicht in der entsprechenden Einsicht zu handeln vermag.

Mit der Anführung des Begriffes und Merkmales des freien
Willens und der freien Willensbestimmung, der Fähigkeit, sein
Handeln in freier, unabhängiger Bestimmung desselben, in einem
freien, unabhängigen Wollen selbst zu bestimmen, tritt nun ein
weiterer Begriff in das Blickfeld der psychiatrischen Untersuchung,
der wegen seiner grundlegenden und ausschlaggebenden Bedeutung
im Handeln und in der Handlungsfreiheit des Menschen für die
Beurteilung einer Straftat und ihrer Folgen, sowohl für den Psychiater wie für den Richter von grundlegender Bedeutung, sowohl
für jede psychiatrische Wertung wie für die in die Kompetenz des
Richters und öffentlichen Anklägers fallende Entscheidung über
die Schuldfrage ist, zu der der Sachverständige ebensowenig wie
über den Tatbestand selbst zu hören ist.

Ist schon in der Frage der Zurechnungsfähigkeit die als
Kriterium derselben und zur Fundierung dieses Begriffes
aufgestellte These der Existenz einer absoluten geistigen Gesundheit eine rein formal juridische und normativ rechtliche, mit den naturwissenschaftlichen Erkenntnissen nicht übereinstimmende, keineswegs scharf umgrenzte, sondern den verschiedenen Einflüssen und Schwankungen unterworfene, zeit- und situationsbedingte variable Größe, so gilt dies im gleichen Maße für
den Begriff des freien Willens. Die Einschränkung oder das Fehlen der freien Willensbestimmung beeinträchtigt aber wieder die
Zurechnungsfähigkeit, gleichgültig, im Gefolge welcher Krankheits-
vorgänge sie in Erscheinung tritt.

Was nun die als Kriterium der Zurechnungsfähigkeit im Strafgesetz vorausgesetzte Existenz eines freien Willens und damit der
Fähigkeit, sein Handeln in freier, unabhängiger Bestimmung desselben, in einem freien, unabhängigen Wollen selbst zu bestimmen, anlangt, ist vom naturwissenschaftlichen Standpunkt darauf
hinzuweisen, daß ein freier Wille im Sinne der alten Schule der
Philosophen und der Juristen nicht besteht. Denn der Wille ist als
höchste seelische und damit auch physiologische Leistung unseres
Gehirns organgebunden und unterliegt damit ererbten, erworbenen
und anerzogenen Faktoren.

Um diesem Gesichtspunkte gerecht zu werden, sieht das österr-
reichische Strafgesetz, da es über die in den Strafgesetzen anderer
Staaten wie der Schweiz verankerten Begriffe der sogenannten
verminderten Zurechnungsfähigkeiten nicht verfügt, in § 45 Mil-
derungsumstände vor, welche auf die Person des Täters Beziehung
haben:

„ . . . . . .

a) wenn der Täter in einem Alter unter zwanzig Jahren,

b) wenn er schwach an Verstand oder seine Erziehung sehr
vernachlässigt worden ist,

c) wenn er auf Antrieb eines Dritten, aus Furcht oder Gehor-
sam, das Verbrechen begangen hat,

d) wenn er in einer aus dem gewöhnlichen Menschengefühl entstandenen heftigen Gemütsbewegung sich zu dem Verbrechen hat hinreißen lassen."

Der Sachverständige hat auch hier gemäß § 134 Strafprozeßordnung lediglich die Tatsachen zu sammeln und darzulegen, die vom Richter nach freiem Ermessen als Milderungsgründe gewertet werden können, ohne jedoch etwa selbst den Begriff der verminderten Zurechnungsfähigkeit in seinem Gutachten zur Anwendung bringen zu können. Auch über die im zweiten geschilderten Mordfalle aufgeworfene Frage der Anwendung des Milderungsgrundes einer „entschuldbaren Gemütsbewegung", in der der Oberste Gerichtshof befragt wurde und sich, wie vorne niedergelegt, geäußert hat, hat nur der Richter oder öffentliche Ankläger zu entscheiden.

Nimmt man zu der zuweilen auch von Angehörigen des Richterstandes aufgeworfenen Frage Stellung, ob denn dem Begriffe der verminderten Zurechnungsfähigkeit im Strafgesetze vom Standpunkte des Psychiaters so große Bedeutung beikomme, da ja der Richter immer die Möglichkeit habe, mildernde Umstände auf Grund der Ausführungen des Psychiaters zuzubilligen, sei darauf hingewiesen, daß der Sachverständige im Gutachten, wie bereits besprochen, den durch die Diagnose näher zu beschreibenden, von der sogenannten Norm abweichenden Geisteszustand festzustellen hat, der den Täter sowohl in seiner intellektuellen wie affektiven Fähigkeit, das Unrechte und Strafbare einer Handlung einzusehen und nach dieser Einsicht zu handeln, beeinträchtige. Kommt, wie auch Binswanger ausführt, in der ersten Frage, die die Urteilskraft betrifft, neben affektiven Momenten vor allem intellektuellen große Bedeutung zu, so sind es in der zweiten Frage, die die Auswahl der für den Effekt einer Handlung ausschlaggebenden Motive beinhaltet, vorwiegend affektive. Aus der durch den Richter an den psychiatrischen Sachverständigen gerichteten Fragestellung, die, wie erwähnt, lautet, ob die Fähigkeit des Beschuldigten, das Strafbare und das Unrecht einer Tat einzusehen und nach dieser Einsicht zu handeln, zur Zeit der Tat beeinträchtigt war, und daraus, daß der Richter auf Grund dieser psychiatrischen gutachtlichen Äußerung die Zurechnungsfähigkeit des Angeklagten feststellt oder ihm die Unzurechnungsfähigkeit zubilligt und von dieser wieder die Entscheidung über Schuld oder Schuldlosigkeit, Straffälligkeit oder Straffreiheit abhängig macht, geht eindeutig hervor, daß in der gutachtlichen Äußerung nicht von Graden oder Stufen der Beeinträchtigung die Rede sein kann, sondern diese im konkreten Falle als überhaupt nicht bestehend oder anderseits als eine vollständige angenommen wird.

Damit wird aber der naturwissenschaftlichen Tatsache der zahlreichen fließenden Übergänge vom Gesunden zum Kranken sowohl auf körperlichem wie auf geistigem Gebiete und der vielen dabei

in Erscheinung tretenden Abweichungen und Varianten der
„Norm", die in dem großen Gebiete zwischen Zurechnungsfähigkeit und Unzurechnungsfähigkeit liegen, nicht Rechnung getragen
und dem Psychiater die Möglichkeit genommen, derartige Grenz-
fälle vom psychiatrischen Standpunkte aus im Rahmen einer im
jetzigen Strafgesetze fehlenden Terminologie der „verminderten
Zurechnungsfähigkeit" zu behandeln. Es wäre dies zweifellos oft-
mals im Interesse des Angeklagten gelegen, wobei allerdings nicht
etwa eine Strafherabsetzung, sondern eine andere Behandlung des
Beschuldigten erreicht werden soll. Auf die diesbezüglichen Bestimmungen im neuen Schweizer Strafgesetzbuch, das in seinem
Artikel 11 den Begriff der verminderten Zurechnungsfähigkeit
aufgenommen hat, wird noch im Kapitel über eine Strafrechtsreform Bezug genommen werden.

Der Kampf um eine Strafrechtsreform und seine Geschichte.

Versucht man nun kurz zusammenfassend aus dem Kampfe
um eine Strafrechtsreform, den neben den österreichischen Ärzten, wie B e n e d i k t, B e r z e, P i l c z, R e i m a n n, S t r a n s -
k y, D a n g l, und deutschen Ärzten, wie K r a e p e l i n, A s c h a f -
f e n b u r g, S c h u l t z e u. a., in vorderster Linie W a g n e r -
J a u r e g g unermüdlich führte, die wichtigsten Fragestellungen
und Probleme herauszustellen, die sowohl vom psychiatrischen
wie vom juridischen Standpunkte aus dabei auftauchten bezw. ihn
auslösten, so spielen hier die Arbeiten von I. C. P r i c h a r d und
C. L o m b r o s o eine große Rolle. Sie brachten eine Entwicklung
in Fluß, die dazu führte, daß man sich nicht nur vom Standpunkte der Irrenanstalten aus, sondern auch in der klinischen
Psychiatrie außer mit den wirklichen Geisteskranken mit abnormen, antisozialen, degenerierten, minderwertigen Psychopathen,
den „Gewohnheitsverbrechern" und Zuchthausinsassen, den Verbrechernaturen, wie sie W a g n e r - J a u r e g g, und den Gesell-
schaftsfeinden, wie sie K r a e p e l i n bezeichnete, zu befassen begann. I. C. P r i c h a r d (1786 bis 1848), ein Irrenarzt in Bristol,
hatte 1835 den Begriff der „moral insanity" geprägt, des moralischen Schwachsinnes, der folie morale nach der französischen Terminologie, und hob damit aus der großen Masse Anti- und Asozia-
ler eine Gruppe von Menschen heraus, die ohne sonstige Defekte
oder Krankheitszeichen durch ihre moralische Defektuosität auffällig wurden. C. L o m b r o s o (1836 bis 1904), Professor der gerichtlichen Medizin in Turin, lenkte vor allem durch seine 1876 erschienene Arbeit „L' uomo delinquente" die Aufmerksamkeit auf
die wirklichen, sozusagen „normalen" Verbrecher, indem er entgegen der bisherigen Ansicht von der Auslösung verbrecherischer
Neigungen und Triebe durch Umweltfaktoren die Lehre vertrat,
daß das Verbrechen die Folge und das Ergebnis der physiologisch-

psychischen Eigenart des Verbrechers sei, der Mensch daher schon zum Verbrecher geboren sei.

Die, darunter auch von bedeutenden Rechtswissenschaftlern, u. a. L i s z t, gezogenen Schlußfolgerungen, daß eine begriffliche Trennung von Verbrechen und Geisteskrankheit und damit auch die Anwendung des Begriffes der Zurechnungsfähigkeit nicht mehr berechtigt sei, schossen weit über das von L o m b r o s o selbst gesteckte Ziel hinaus, der keineswegs forderte, daß diese geborenen Gewohnheitsverbrecher kurzweg zu exkulpieren seien. L o m b r o s o warf im Gegenteil, wie P i l c z zitiert, die Frage auf, „ob es aus Bosheit oder organischer Notwendigkeit geschehe, wenn die wilden Tiere den Menschen zerreißen: es wird aber niemandem einfallen, sich ohne weiteres anfallen zu lassen: jeder Mensch ist für widerrechtliche Handlungen sozial verantwortlich" allein weil „und so lange" er in der Gesellschaft lebt. „Die Gesellschaft hat ohne Skrupeln und Zögern die Übeltäter ihrer Freiheit zu berauben." Daß in den Pro und Kontra sich schließlich sowohl bei den Juristen wie bei den Psychiatern bzw. Irrenärzten je nach ihrer persönlichen Einstellung zu diesem Problem wie vom Standpunkte praktischer Erwägungen aus zwei Lager bildeten, ist nur zu verständlich. Während für den Strafrichter die Versuchung nahe lag, rückfällige Gewohnheitsverbrecher als geisteskrank in eine Anstalt abzuschieben, Verteidiger unter Berufung auf die L o m b r o s o sche Lehre die Exkulpierung ihrer Schützlinge verlangten, nahmen die Irrenärzte dagegen Stellung, daß man ihre Anstalten mit Verbrechern füllte und dadurch den ganzen Anstaltsbetrieb in Frage stellte. P i l c z hat als alter Irrenanstaltsarzt aus dieser Zeit die Not der Anstalten geschildert. Es stand nun zu erwägen, was mit diesen Menschen, diesen kriminellen Psychopathen zu geschehen hätte, die sich infolge ihrer zweifellos bestehenden krankhaften Züge, durch die sie sich in der Gesellschaft immer wieder unangenehm bemerkbar machten und in vielen Fällen nicht als zurechnungsfähig zu wertend die Gerichte beschäftigen, weder für die Strafanstalt noch für die Irrenanstalt eigneten.

W a g n e r - J a u r e g g war es in erster Linie, der aus dem Widerstreit der Meinungen und den Irrwegen des „unreifen Lombrosianimus", wie er sich auszudrücken pflegte, den Weg zeigte, indem er darauf hinwies, daß es nicht in der Absicht des Gesetzgebers gelegen war, in den § 2 des österreichischen Strafgesetzes über die Unzurechnungsfähigkeit diese kriminellen Psychopathen einzubeziehen und ihnen auf Grund gewisser geistiger Eigenheiten, die sie aber weder vom psychiatrischen noch juridischen Standpunkte als geisteskrank im strengsten Sinne des Wortes erscheinen ließen, einen Strafausschließungsgrund zuzubilligen und förmlich mit einem Freibrief auf die Gesellschaft loszulassen.

Den Bemühungen W a g n e r - J a u r e g g s ist es in erster Linie zu verdanken, wenn sich sowohl bei den Juristen wie bei den

Psychiatern der Grundsatz durchgerungen hat, daß die geistigen
Eigenheiten und Abweichungen dieser beiden Typen keineswegs
den Voraussetzungen des § 2 Strafgesetz, Absatz a bis c, entsprechen und daß sie daher weder Straffreiheit genießen noch als
Geisteskranke in den lediglich für wirklich Geisteskranke be
stimmten Irrenanstalten untergebracht werden können. Es blieb
also die Frage offen, was mit diesen zu geschehen hätte. P i l c z
faßte die Forderungen, die von Seiten der Psychiater an ein mo-
dernes Strafgesetz zu stellen seien, aus der fast unübersehbar ge-
wordenen Literatur heraus und wie folgt zusammen, die ich gekürzt wiedergebe:

1. Beurteilung der Zurechnungsfähigkeit nicht wie bisher generell, sondern in bezug auf die konkrete, angelastete Handlung;

2. Einführung des intermediären Begriffes der verminderten
Zurechnungsfähigkeit als fakultativen Schuldausschließungsgrund
(s. unter 3 für die Grenzzustände), um dieser schon bei der Beantwortung der Schuldfrage und nicht erst bei Bemessung des Strafausmaßes Rechnung zu tragen;

3. daß mit der verminderten Zurechnungsfähigkeit nur ein
„Kann“-Paragraph textiert werden soll, wodurch die Annahme
einer solchen den Richter in konkretem Falle nicht verpflichten
sollte, die Strafe zu mildern, und daß diese verminderte Zurechnungsfähigkeit nicht mit den „mildernden Umständen“ verwech-
selt werden dürfte;

4. die Einrichtung von sogenannten Besserungs- und Siche-
rungsmaßnahmen neben der Strafe, da diese besonders bei den Gewohnheitsverbrechern keinen genügenden Gesellschaftsschutz
bietet;

5. Festlegung im Strafgesetz, daß diese bessernden und sichern-
den Maßnahmen in entsprechenden, zu diesem Zwecke zu schaf-
fenden Anstalten nicht auf die Zeit des für die Strafhandlung gel-
tenden gesetzlichen Strafausmaßes beschränkt, sondern je nach der
Gemeingefährlichkeit auf unbeschränkte Zeit vom Gericht ausgesprochen werden könnte.

W a g n e r - J a u r e g g schlug bereits 1901 zu diesem Zwecke
die Schaffung von Anstalten für kriminelle Geisteskranke vor, in
die aufgenommen werden sollten:

1. j e n e A n g e k l a g t e n, die wegen Geisteskrankheit freigesprochen oder außer Verfolgung gesetzt wurden,

2. j e n e V e r u r t e i l t e n, welche in der Strafhaft geisteskrank geworden waren, nach Verbüßung ihrer Strafe (wobei
W a g n e r - J a u r e g g betont, daß diese Beschränkung nicht notwendig aufrechterhalten werden müsse),

3. j e n e G e i s t e s k r a n k e n, welche, in einer Irrenanstalt
untergebracht, daselbst eine als Verbrechen gegen die Person zu
qualifizierende Handlung begangen haben.

Die Gruppen 1 und 2 würden sowohl die verbrecherischen Geisteskranken wie die geisteskranken Verbrecher umfassen.

Sozusagen als Leitmotiv führt Wagner-Jauregg abschließend an: „Die Verbrechernaturen müssen verwahrt werden, damit sie nicht gemeinschädlich werden, nicht weil sie es bereits geworden sind. Der Fortschritt verlangt ja überhaupt nicht bloß in der Medizin, daß man die Übel verhüte und mit der Abhilfe nicht erst warte, bis sie bereits eingetreten sind."

Wagner-Jauregg fordert weiter, daß die Unterbringung und Entlassung in diese staatlichen Anstalten durch richterliches Urteil erfolgen soll. Bei kriminellen Geisteskranken der gewöhnlichen Irrenanstalten soll bei beabsichtigter Entlassung als „geheilt" dem Gerichte durch eine Anzeige die Möglichkeit geboten werden, die Heilung in der staatlichen Anstalt zu überprüfen und den Kranken in dieser zurückzubehalten.

In einem am 5. Oktober 1907 auf der österreichischen Irrenärztetagung gehaltenen Referat machte Wagner-Jauregg folgende Vorschläge für die Textierung der Unzurechnungsfähigkeit im österreichischen Strafgesetzentwurf:

1. Es soll im Gesetze, Strafgesetze oder der Strafprozeßordnung ausdrücklich bestimmt werden, daß dem Sachverständigen nur die Aufgabe zukomme, sich über die Geistesstörung auszusprechen, daß es aber Sache des Richters sei, die Frage der Zurechnungsfähigkeit zu entscheiden.

2. Die die Unzurechnungsfähigkeit bedingenden psychiatrischen Störungen sollen im Gesetz, um Mißverständnisse zu vermeiden, als Geistesstörungen, Geistesschwäche und Bewußtseinsstörung (oder Bewußtlosigkeit) angeführt werden.

3. Das Gesetz soll in geeigneter Weise ausdrücken, daß nur ein gewisser Grad von geistiger Störung Unzurechnungsfähigkeit bedinge.

4. Das Gesetz soll ausdrücklich bestimmen, daß die Beurteilung der Zurechnungsfähigkeit nicht bloß im allgemeinen, sondern auch in Beziehung auf die konkrete Strafhandlung zu erfolgen habe.

5. Falls über die Beziehungen der Trunkenheit zur Unzurechnungsfähigkeit eine gesetzliche Bestimmung getroffen wird, soll der Ausdruck „volle Berauschung" vermieden und auch hier ausgesprochen werden, daß die Beurteilung der Zurechnungsfähigkeit in Beziehung auf die konkrete strafbare Handlung zu erfolgen habe.

6. Es wäre als ein Fortschritt anzusehen, wenn das neue Strafgesetz die „verminderte Zurechnungsfähigkeit" aufnehmen würde, was allerdings entsprechende Änderungen im Strafvollzuge notwendig machen würde.

7. Als eine notwendige Ergänzung der strafgesetzlichen Bestimmungen über die Unzurechnungsfähigkeit Geisteskranker sind

gesetzliche Anordnungen über die Verwahrung gemeingefährlicher
krimineller Geisteskranker zu treffen. Am meisten zu empfehlen
ist die Errichtung von Staatsirrenanstalten für kriminelle Irre. Daneben ist auch die Errichtung von Adnexen bei Strafanstalten,
nicht nur bei Irrenanstalten, zu empfehlen.

In dem Strafgesetzentwurf des Jahres 1927 ist die verminderte
Zurechnungsfähigkeit aufgenommen worden, von der, wie P i l c z
nach R e i m a n n bzw. G l e i s p a c h zitiert, zuerst bereits 1793
K r a e m e r gesprochen hatte. Er enthält auch im § 55 Maßregeln
der Besserung und Sicherungen mit der Möglichkeit einer Unterbringung in einer Heil- und Pflegeanstalt, Sicherungsverwahrung
und Schutzaufsicht, im § 56 Maßregeln über die Unterbringung in
einer Heil- und Pflegeanstalt.

§ 56 besagt: Hat jemand, der wegen krankhafter Störungen
seiner Geistestätigkeit oder wegen Geistesschwäche nicht oder vermindert zurechnungsfähig ist, eine mit Strafe bedrohte Handlung
begangen, so ordnet das Gericht seine Unterbringung in einer Heil-
oder Pflegeanstalt an, wenn es die öffentliche Sicherheit erfordert.
Wird der vermindert Zurechnungsfähige verurteilt, so tritt die
Unterbringung neben die Strafe.

Weiters besagt § 59: Wird jemand, der schon einmal zu Zucht-
haus verurteilt war, nach § 78 als ein für die öffentliche Sicherheit
gefährlicher Gewohnheitsverbrecher zu einer Strafe verurteilt, so
kann das Gericht daneben auf Sicherungsverwahrung erkennen.
Über die Dauer der Unterbringung in einer Heil- und Pflegeanstalt
oder in der Sicherungsverwahrung bestimmt § 60. Die Unterbringung dauert so lange, als es der Zweck erfordert . . . Bezüglich der
Unterbringung eines vermindert Zurechnungsfähigen in einer Heil-
und Pflegeanstalt und über die Entlassung bestimmt § 62: Aus der
Heil- und Pflegeanstalt . . . und aus der Sicherungsverwahrung
darf der Untergebrachte, solange die im Gesetz oder vom Gericht
festgesetzte Zeit der Unterbringung noch nicht abgelaufen ist, nur
mit Zustimmung des Gerichtes entlassen werden.

In Eingaben an das Bundesministerium für Justiz und an die
Landesregierung hat W a g n e r - J a u r e g g gefordert, daß § 56
erst nach Einrichtung dieser staatlichen Anstalten in Kraft trete,
um die Einweisung vermindert Zurechnungsfähiger in die Irrenanstalten zu vermeiden.

Die Fassung des § 13 über die Zurechnungsfähigkeit entspricht
den vorher angeführten Forderungen, daß die Entscheidungen
über die Frage der Zurechnungsfähigkeit nicht generell von der
Beurteilung der konkreten Strafhandlung zu erfolgen haben und
daß die Zuerkennung der verminderten Zurechnungsfähigkeit als
strafmildernd ausgesprochen werden kann, aber nicht muß.

§ 13 bestimmt: Nichtzurechnungsfähig ist: wer zur Zeit der
Tat wegen Bewußtseinsstörung, wegen krankhafter Störung der

Geistestätigkeit oder wegen Geistesschwäche unfähig ist, das Unrechtmäßige seiner Tat einzusehen und nach dieser Einsicht zu handeln. War die Fähigkeit zur Zeit der Tat aus einem dieser Gründe wesentlich vermindert, so kann die Strafe gemildert werden (§ 73).

Zur Illustration seien hier die entsprechenden Bestimmungen des neuen schweizerischen Strafgesetzbuches angeführt.

So besagt Artikel 10 bezüglich der Zurechnungsfähigkeit: „Wer wegen Geisteskrankheit, Blödsinn oder schwerer Störung des Bewußtseins zur Zeit der Tat nicht fähig war, das Unrecht seiner Tat einzusehen und gemäß seiner Einsicht in das Unrecht zu handeln, ist nicht strafbar.“

Artikel 11 besagt bezüglich der sogenannten verminderten Zurechnungsfähigkeit: „War der Täter zur Zeit der Tat in seiner Gesundheit oder in seinem Bewußtsein beeinträchtigt oder geistig mangelhaft entwickelt, so daß die Fähigkeit, das Unrecht seiner Tat einzusehen oder gemäß seiner Einsicht in das Unrecht der Tat zu handeln herabgesetzt war, so mildert der Richter die Strafe nach freiem Ermessen.“

Narkoanalyse und Narkodiagnose.

Da man in letzter Zeit in verschiedenen Ländern in Straffällen, in denen dem untersuchenden Richter die Aufklärung eines Falles und die Erzielung eines Geständnisses nicht gelang, die forensischen Psychiater dazu heranzieht, durch Anwendung der Narkoanalyse an der Wahrheitsfindung und damit an der Lösung der Schuldfrage mitzuwirken, anderseits aber der Narkodiagnose in der Unterscheidung zwischen organischen und funktionellen Ausfällen gerade bei Schädeltraumatikern und Hirnbeschädigten eine große Bedeutung zukommt, sei kurz dieser Methode, sowohl bezüglich ihrer Ergebnisse, der Grenzen ihrer Anwendung und ihrer Stellung in der forensischen Begutachtung Erwähnung getan.

Es wird außer von Fällen in den Oststaaten von solchen in Belgien und Frankreich berichtet, in denen auf Grund eines in Narkoanalyse zustande gekommenen Geständnisses ein Todesurteil gefällt wurde, weiters aus Frankreich von einer Strafanzeige gegen die Psychiater von Seiten eines auf Grund eines derartigen Geständnisses Verurteilten, und kürzlich von einem Mordfall Dehm in Karlsruhe, bei dem es erst durch die vom Gerichtspsychiater durchgeführte Narkoanalyse zu einem Geständnis gekommen sein soll.

D o u r i e z berichtet, daß 1945 drei Psychiater mit der Untersuchung eines politischen Verbrechers, der an einer rechtsseitigen Hemiplegie und einer kompletten Aphasie litt, zur Feststellung seiner Haftfähigkeit beauftragt wurden. Er wurde als haftunfähig erklärt, eine Simulation für ausgeschlossen, eine Aggravation für möglich gehalten und die Haft trotzdem fortgesetzt. 1947 wurden dieselben Ärzte beauftragt, eine zweite Untersuchung durchzuführen, und benützten dazu die Narkoanalyse. Eine Schadenersatzklage gegen die drei Psychiater war die unmittelbare Folge.

Es sei vorweggenommen, daß sich, wie L h e r m i t t e berichtet, in den französischen Fällen die Académie de Médicine in einer Entschließung gegen die Anwendung der Narkoanalyse und ähnlicher Methoden bei Gericht aussprach, sei es nun, um die Schuld eines Angeklagten zu klären oder den Grad seiner Verantwortlichkeit festzustellen, und daß im deutschen Falle ein Gutachten der forensisch-psychiatrischen Vereinigung in Heidelberg die Ansicht des Generalstaatsanwaltes über die Zulässigkeit der Narkoanalyse verworfen hat, der sich dabei äußerte, daß es nicht unzulässig sei, den Beschuldigten um sein Einverständnis zur Durchführung einer Narkoanalyse zu fragen und im bejahenden Falle sie anzuwenden, wobei es sich jedoch nicht verhindern ließe, daß bei Ablehnung durch den Beschuldigten bei der freien Beweiswürdigung aus diesen Umständen Rückschlüsse gezogen würden.

Die Verwendung von Schlafmitteln der Barbitursäurereihe zur Unterstützung von Suggestion und Hypnose, zunächst unter oraler Verabreichung in Form der von S c h i l d e r und K a u d e r s 1925 eingeführten sogenannten Schlafmittelhypnose, geschieht ebenso wie die ihrer technischen Modifikation in Form intravenöser Verabreichung in der vom englischen Psychiater H o r s l e y 1936 „Narkoanalyse" benannten Methode zu diagnostischen, differentialdiagnostischen, dann aber auch, als Schwester der mit größerem Zeitaufwande verbundenen Psychoanalyse, zu therapeutischen Zwecken.

Man spricht je nach dem Zwecke der Anwendung von einer Narkoanalyse, Narkodiagnose und der von G r i n k e r R. und J. S p i e g e l eingeführten Narkosynthese. R. B e s s i è r e und J. F u ß w e r k ersetzen die Bezeichnung Narkoanalyse mit Hypnonarkose.

L h e r m i t t e schlägt die ihm treffender erscheinende Bezeichnung N a r k o p s y c h o a n a l y s e vor, da sie in Wirklichkeit eine Form der Psychoanalyse sei und zu den gleichen Zwecken als Therapie Verwendung finde. Die Hebung des Unterbewußtseins gelinge schneller und infolge der Ausschaltung der Bewußtseinskontrolle durch den Patienten und der Beseitigung von Hemmungen mit einem geringeren psychischen Trauma als bei der Psychoanalyse.

Zur Anwendung gelangen Evipan, das Sodium pentothal, in Frankreich Nesdonal genannt, das Amytal in 5%iger Lösung, das Narconumal in 5- bis 10%iger Lösung und das Eunarcon.

L u e d ' H o l l a n d e r, der gute Erfolge mit Narkoanalyse in der Behandlung der Psychoneurosen durch Aufdeckung affektiver Spannungen und Konflikte und ihres psychologischen Mechanismus erzielte, gibt vor der langsamen intravenösen Injektion von 10 cm³ einer 5%igen Pentothallösung subkutan 0,25 mg Atropin.

Je nach ihrer Anwendungsart und ihrem Zwecke spricht man u. a. von einer E v i p a n e x p l o r a t i o n, dem von W. J. B l e c k w e n n so benannten Amytalinterview, oder der Anwendung eines „Wahrheitsserums", des. wie S t r o t z k a anführt, vermutlich von H o u s e in Chikago so benannten „truth serum".

Wir verstehen also unter der Bezeichnung Narkoanalyse etc. die psychische Exploration einer durch Einverleibung eines der Barbitursäurereihe angehörenden Narkotikums in einen psychischen Ausnahmezustand versetzten Person. In dem dadurch ausgelösten euphorischen Zustande kommt es zum Wegfalle der zentralen Kontrolle und zum Abbau auch im Unterbewußtsein liegender Hemmungen und Widerstände. Bei ihrer Verwendung zu Heilzwecken kann es zur Entdeckung von Konfliktquellen und zur Hebung verdrängter, nicht abreagierter Konfliktstoffe, die nun zur psychotherapeutischen Behandlung bereitliegen, bei ihrer Verwendung in der Kriminalistik zur Preisgabe zurückgehaltener Tatbestände kommen.

Die angewandte Technik besteht darin, daß man je nach der Lage des Falles in einem Zeitraum bis zu einer halben bis dreiviertel Stunden eines der genannten Mittel tropfen- bis kubikzentimeterweise intravenös so injiziert, daß der zur Exploration nötige Dämmerzustand bestehen bleibt, ohne daß er in Schlaf übergeht und ohne daß der psychische Kontakt verlorengeht, wobei der Explorand bei möglichster Beschränkung und Kürze der mit Nachdruck gestellten Fragen aufgefordert wird, zu erzählen.

Bezüglich der Phänomenologie der Narkoanalyse sei auf die Arbeit R. S c h i n d l e r s aus der Klinik K a u d e r s hingewiesen, die auch ausländische Literaturangaben über ihre therapeutische Anwendung enthält.

So wurde die Schlafmittelhypnose, nachdem man zuvor mit Alkohol, Äther, Haschisch etc. an das Problem heranzukommen versucht hatte, zunächst seit etwa einem Jahrzehnt in Form der heutigen Narkoanalyse von amerikanischen Psychiatern, L o r e n z, L e e - H a r t, E b o u g h und M o r g a n, R i p l a y, F r e g h a m u. a., seit 1944 in Frankreich vor allem unter der Führung von C o s s a erprobt und bearbeitet. S c h i l d e r und K a u d e r s berichteten 1925 über Schlafmittelhypnose in ihrem Lehrbuch über Hypnose. J o h n und D a t t n e r haben bereits in den Jahren 1925 bis 1926 in zahlreichen Untersuchungen, allerdings nicht zur Klärung krimineller Tatbestände, sondern zur Klärung der Frage der Aufhellung von Amnesien beim pathologischen Rauschzustand, der Epilepsie, nach Hirnerschütterungen und bei wiederbelebten Erhängten und zur Klärung der Frage der Beeinflussung organischer Störungen durch Suggestion, Hypnose und Schlafmittelhypnose, diese verwendet.

S c h i l d e r hatte damals, ausgehend von der Ähnlichkeit der Schlafstörungen im Gefolge der Encephalitis lethargica, mit den schlafähnlichen Zuständen der Hypnose unter der Annahme einer gemeinsamen Lokalisation den verlockenden Versuch unternommen, das psychologische Phänomen der Hypnose unter Verwendung der in demselben Hirnzentrum angreifenden Schlafmittel der Barbitursäurereihe zusammen mit der Hypnose, also der Schlafmittelhypnose, physiologisch auf den Organismus einwirken zu lassen. Auf Grund der Vermutung M ö l l e n h o f s, daß verschiedene Schlafmittel verschiedene charakterologische Wirkungen entfalten, und der Annahme H a u p t m a n n s, der verschiedene Angriffspunkte für die Wirkung der einzelnen Schlafmittel annahm, glaubte S c h i l d e r durch verschiedene Schlafmittel verschiedene psychische Systeme zugänglich machen zu können. Diese sicher sehr verlockenden und ansprechenden Theorien S c h i l d e r s veranlaßten m i c h und D a t t n e r, uns damals schon mit diesen Problemen zu befassen.

Es konnte damals festgestellt werden, daß, abgesehen von der Aufhellbarkeit gewisser Amnesien, in Fällen, wo psychogenetische Faktoren eine Rolle spielen, durch psychische Maßnahmen, wie Wachsuggestion, Hypnose und Schlafmittelhypnose, auch die Randpartien organisch bedingter Amnesien vor allem in ihrem retrograden Anteile aufhellbar sind, soweit eben psychogenetische Faktoren beteiligt sind, was jedoch im Gegensaß zu S c h i l d e r für die Kernschattenamnesien nicht feststellbar war.

Wesentlich für die Wertung ihrer Ergebnisse, vor allem in der forensischen Psychiatrie, war eine starke Steigerung der Suggestibilität, zumal bei Psychopathen und Hysterikern, bei denen eine derartige Methode schon aus diesen Gründen unsichere Ergebnisse zeitigen muß und daher abzulehnen ist.

Wenn wir damals auch vorwiegend Hypnose und die Schlafmittel nur zur Unterstüßung derselben benüßten, so gelten diese Untersuchungsergebnisse auch für die Narkoanalyse, da, wie auch F r a n k l und S t r o t z k a feststellen konnten, in den Ergebnissen beider kein wesentlicher Unterschied besteht, im Gegenteil die Hypnose sogar überlegen ist.

Um Anregungen von psychiatrischer Seite für die offizielle Einführung der Narkoanalyse in die gerichtsärztliche Untersuchung zu prüfen, warf P. D e l m a s - M a r s a l a t in Frankreich die Frage des Wertes der Narkoanalyse für die gerichtliche Medizin auf. Er stellte an einem Falle einer Simulation, bei der die Aussagen in dem bloßen Schlummer der Narkoanalyse sich innerhalb der von ihm gespielten Rolle bewegten, während das ausgesprochene Koma des angewendeten Elektroschocks die der Wirklich-

keit entsprechenden Tatbestände bloßlegte, fest, daß die Narkoanalyse nicht imstande ist, „alles zu enthüllen" und die Rolle eines
Wahrheitsserums zu spielen. Er führt dazu weiters aus, daß aber
auch der Elektroschock, wenn er sich auch der Narkoanalyse überlegen zeigte, deshalb noch nicht als ein praktisch medizinisches
Verfahren vorgeschlagen werden dürfe, weil der Respekt vor der
menschlichen Persönlichkeit im geheiligten Reiche der Gedanken
ein unzerstörbares Prinzip bleibt, dessen Mißachtung zu Afterwissenschaft, Barbarei und Irrtum führe.

Im gleichen Sinne sprechen sich L h e r m i t t e und G u i l
l a i n aus, welche die Narkoanalyse oder besser die Narkopsychoanalyse in geübten Händen als eine Methode der Psychotherapie
bezeichnen, ihr aber in gerichtsärztlichen Belangen als Untersuchungsmethode bei Verbrechern nicht nur den Wert absprechen,
sondern vom gesetzlichen Standpunkte aus ihre Anwendung als eine
Verletzung der Rechte eines Angeklagten bezeichnen.

Was den Wert der Narkodiagnose anlangt, so liegt er darin,
daß es mit ihr gelingt, organische von funktionellen Störungen,
psychotische von schweren neurotischen und epileptische von hysterischen zu unterscheiden.

H. H o f f konnte zeigen, daß mit dieser Methode eine Unterscheidung und Trennung zerebellarer Symptome bei Kleinhirnerkrankungen und denen von Stirnhirnerkrankungen dadurch möglich ist, daß erstere nach Barbitursäureeinwirkung stärker hervortreten, während bei letzteren keine Änderung, allenfalls sogar eine
Abschwächung auftreten kann, was damit erklärt wird, daß bei
Kleinhirnerkrankungen sich die Barbitursäurewirkung zu den zerebellaren Symptomen hinzuaddiert, während die Barbitursäure
bei Stirnhirnlokalisation durch die Blockierung der fronto-pontozerebellaren Bahnen im Angriffspunkte der Barbitursäure, dem
Zwischenhirn, nicht zur Wirkung komme.

Neben den verschiedenen experimentell-physiologischen und
pathologisch-anatomischen Untersuchungen über den Angriffspunkt der Barbitursäurepräparate bringt ein von m i r kürzlich
beobachteter und mitgeteilter Fall eines nach einer intravenösen
Evipannarkose aufgetretenen postenzephalitischen Parkinson den
praktischen Nachweis für die Lokalisation der Barbitursäurewirkung und ihres Wirkungsmechanismus im Rahmen der Narkodiagnose vor allem in der differentialdiagnostischen Unterscheidung zwischen organischen und funktionellen Störungen.

Eine dreiundvierzigjährige Patientin, die nach einer Encephalitis lethargica im Jahre 1920 durch vierundzwanzig Jahre vollkommen beschwerdefrei war, erkrankte unmittelbar nach einer
zur Abtragung einer karzinomatösen Brustdrüse vorgenommenen
Evipannarkose nach vierundzwanzigjährigem Intervall an einem
typisch nun fortschreitenden postenzephalitischen Parkinson. Die
Nachbarschaft des pharmakologischen Angriffspunktes des Evipan

und des Lokalisationsgebietes des enzephalitischen Prozesses zwangen zu dem Schluß, daß sich die akute pharmakologische Noxe des Evipan zur chronisch entzündlichen des bis dahin klinisch latenten postenzephalitischen Prozesses dazugesellte und den bisher latenten Prozeß manifest werden ließ.

S t r o t z k a berichtete u. a. über Fälle der Aufdeckung simulierter Aphonien und Ausnahmezustände mit psychogenetischen Amnesien im Amytalinterview. Diese Beobachtungen stimmen mit denen der amerikanischen und französischen Autoren (T a r g o w k a, S t e r n e und F e d e r, D e l g a d o und C a r i l l o - B r o a t c h, R i p l e y und W o l f) überein.

Mit dieser Möglichkeit, organische von funktionellen Störungen mit Hilfe der Narkodiagnose zu unterscheiden, erhebt sich selbst bei Ablehnung dieser Methode zur Erhebung von Tatbeständen in der forensischen Psychiatrie in Form der Narkoanalyse die Frage, ob es in Fällen, in denen sich die Folgen von Schädeltraumen in nicht so ausgeprägten röntgenologischen, Liquorbefunden und passageren klinischen Befunden zeigen wie in den beschriebenen Fällen mit ihrer sonstigen Symptom- und Beschwerdefreiheit, nicht im Interesse des Beschuldigten gelegen wäre, in Zweifelsfällen und bei Versagen aller anderen Methoden (zumal in der Haft in Gefangenenhäusern) diese Methode naturgemäß nur mit ausdrücklicher Zustimmung und Angabe des Zweckes dieser Untersuchung zur Anwendung zu bringen.

G. H e u y e r (Paris) geht (in einer in den Annal. med. psycholog. erschienenen Arbeit) sogar noch weiter, wenn er erklärt, daß die Narkodiagnose in der forensischen Medizin ein nicht nur erlaubtes, sondern notwendiges Verfahren sei, ebenso wie ein sonstiges diagnostisches Hilfsmittel, da der Sachverständige die Pflicht habe, sich aller wissenschaftlichen Mittel zu bedienen und dem Beschuldigten nicht den Vorteil einer möglichst exakten Diagnosestellung vorenthalten dürfe. Er weist u. a. darauf hin, daß die Aufdeckung einer simulierten Aphasie durch die Narkodiagnose auch eine wirkliche bestätigen, daß die Narkodiagnose eine latente Epilepsie durch Reproduktion eines Anfalles oder durch das Auftreten charakteristischer Wellen im Elektroenzephalogramm aufdecken könne. Bei den „traumatischen Neurosen" könne sie im Wachzustand funktionell überlagerte organische Störungen, wie leichte Paresen, Kontraktionen, Tonussteigerungen, auf psychiatrischem Gebiet das schizoide Moment in seinen Ungereimtheiten und Stereotypien zum Vorschein bringen. Einziger Zweck dürfe dabei nur die Stellung einer ärztlichen Diagnose und nie die Ermittlung von Tatsachenfragen sein. H e u y e r fordert, daß der Arzt unter keinen Umständen, auch nicht in der gerichtlichen Medizin, daran gehindert werden dürfe, alle wissenschaftlichen Hilfsmittel zur Erstellung einer Diagnose anzuwenden.

Nimmt man zusammenfassend zum Problem der Anwendung der Narkoanalyse bei Gericht, wie sie L e e - H a r t, E b o u g h und M o r g a n vorschlagen, und im besonderen durch den forensischen Psychiater Stellung, so ist vom juridischen und ethisch-ärztlichen Standpunkte folgendes festzuhalten:

§ 202 Strafprozeßordnung besagt: „Es dürfen weder Versprechungen oder Vorspiegelungen noch Drohungen oder Zwangsmittel angewendet werden, um den Beschuldigten zu Geständnissen oder anderen bestimmten Angaben zu bewegen . . .“

§ 245, Absatz 2, Strafprozeßordnung besagt weiter: „Der Angeklagte kann zur Beantwortung der an ihn gestellten Fragen nicht verhalten werden.“

Das Leitmotiv dieser gesetzlichen Bestimmungen ist die Anerkennung der Existenz eines freien Willens und das Recht des einzelnen, sein Handeln in freier Betätigung desselben zu bestimmen.

Macht der Richter die Zuerkennung von Zurechnungsfähigkeit oder Unzurechnungsfähigkeit und damit das Urteil über Schuldlosigkeit oder Straffälligkeit von dem Vorhandensein einer freien Willensbestimmung zur Zeit der Tat abhängig, so hat der Beschuldigte auch das Recht, sich im Gebrauche seines freien Willens zu verantworten.

Die Narkoanalyse stellt einen künstlich herbeigeführten chemopsychischen bzw. toxischen Ausnahmezustand dar, in dem gerade die Aufhebung oder weitgehende Einschränkung der freien Willensbestimmung zur Voraussetzung für die Erhebung und Klärung von Tatbeständen und Tatsachenfragen und damit für die Preisgabe wissentlich zurückbehaltenen und verheimlichten Gedächtnismaterials wird.

Die Narkoanalyse setzt daher die freie Einwilligung des Beschuldigten zu ihrer Anwendung voraus, wobei jedoch selbst volle Geständnisse nur bei Übereinstimmung mit dem übrigen Tatsachenmaterial als der Wahrheit und Wirklichkeit entsprechend gewertet werden können.

Für die Urteilsbildung des Richters können sie aber wegen der fehlenden Voraussetzung der freien Willensbestimmung nicht kompetent sein und müssen nicht als eine Schuld beweisend und der Wahrheit entsprechend gewertet werden.

Anderseits hat aber auch der Beschuldigte, selbst bei seiner Einwilligung zur Durchführung der Narkoanalyse, das Recht, derartige Geständnisse jederzeit unter Berufung darauf, daß sie eben in einem Ausnahmezustand entgegen dem Sinne der gesetzlichen Bestimmungen zustande kamen, zurückzunehmen. Er hat auch jederzeit die Möglichkeit, dazu anzuführen, daß er selbst bei eingehender Aufklärung im gegebenen Falle wegen mangelnder Sachkenntnis Ausmaß, Auswirkungen und Folgen dieses schweren Eingriffes in sein Seelenleben im vorhinein nicht entsprechend abzuwägen und einzuschätzen vermochte. Darüber hinaus ist aber keinerlei Gewähr gegeben, daß derartige, in Narkoanalyse zustande gekommene Geständnisse und Tatsachenerhebungen mit der objektiven Sachlage übereinstimmen. Sind es einerseits, wie erwähnt, konstitutionelle Momente, die, wie bei Psychopathen, Schizoiden etc., infolge der Suggestibilität in diesem Ausnahmezustande die Ergebnisse sehr unsicher gestalten, so stellen anderseits gerade bei solchen Untersuchungen in der Haft, die je nach der Individualität, Lebensführung und nicht zuletzt je nach ihrer Einstellung zur Strafsache und je nach der Affektlage wieder einen Ausnahmezustand darstellt und bedingen kann, sowohl straffall- wie haftbedingte, verdrängte oder aufgestaute, stark affektgeladene Komplexe mit subjektiver Urteilsfälschung einen die objektive Wahrheitsfindung stark beeinträchtigenden Faktor dar.

Vom rein medizinischen Standpunkt ist festzuhalten:

1. Dem Arzt ist durch den hippokratischen Eid und das Gesetz (österreichisches Ärztegesetz, § 10, Abs. 1) eine Schweigepflicht auferlegt, außer „es wäre die Offenbarung von Geheimnissen nach Art und Inhalt durch ein öffentliches Interesse, insbesondere . . . . der Rechtspflege gerechtfertigt."

2. Als Sachverständiger hat er in erster Linie den Gemüts- und Geisteszustand zur Zeit der Tat und dessen Einfluß auf das Zustandekommen zu untersuchen und es durch Aussprache über die Geistesstörung gemäß § 134 Strafprozeßordnung dem Gerichte zu ermöglichen, auf Grund des Sachverständigenbefundes und -gutachtens Zurechnungsfähigkeit und Unzurechnungsfähigkeit festzustellen. Seine Aufgabe besteht also ausschließlich in der Krankheitsfindung, während die Wahrheitsfindung dem Richter obliegt.

3. Als ärztlicher und vor allem psychiatrischer Sachverständiger wird er durch die für ihn durch den abgelegten Eid verpflichtende Bestimmung des § 134 der österreichischen Strafprozeßordnung, daß er „über das Ergebnis der Beobachtungen Bericht zu erstatten habe", alle Wahrnehmungen, also auch vertrauliche und allenfalls auch ihm in seiner Person als Arzt und nicht als Sachverständigen gemachten Geständnisse dem Gerichte mitzuteilen habe, der ärztlichen Schweigepflicht entbunden und, ohne daß es ausgesprochen wurde, zur Lösung der Schuldfrage herangezogen.

4. Bei dieser immerhin nicht ganz klaren Rechtslage und der durch die gesetzlichen Bestimmungen der Strafprozeßordnung in der Praxis entstandenen Zwitterstellung des forensischen Psychiaters ist die Wahrheitsfindung mit Hilfe des „Wahrheitsserums" bzw. der Narkoanalyse ebenso abzulehnen wie ein selbständiges Vorgehen eines gerichtlichen Sachverständigen in dieser Richtung. Denn die Narkoanalyse stellt, abgesehen von der Unsicherheit ihrer Ergebnisse,

a) einen schweren und tiefen Eingriff in das Seelenleben dar und

b) kann auch schwere gesundheitliche Schädigung zur Folge
haben, für die der Sachverständige vor Gericht verantwortlich gemacht werden kann. Dies gilt vor allem für jene Fälle, in denen
wir eine geringere Widerstandsfähigkeit der Angriffsgebiete der
Barbiturpräparate in der Zwischen-Mittelhirngegend mit Schädigung der Blut-Liquorschranke infolge krankhafter Veränderungen
annehmen können.

Ich verweise auf meine Beobachtungen des Manifestwerdens
eines postenzephalitischen Parkinson nach einer Evipannarkose
und auf die Mitteilungen F r a n k l s und S t r o t z k a s, die über
zwei schwere paranoide Erregungszustände nach einer Evipanexploration berichten.

Daraus erwachsen aber für den gerichtlichen Sachverständigen
große Gefahren. Der Beschuldigte kann gegen ihn, wie der erwähnte französische Fall zeigt, einerseits mit einer Strafanzeige
wegen Erpressung und Nötigung, anderseits bei durch Narkoanalyse entstandenen oder ausgelösten gesundheitlichen Schädigungen
wegen fahrlässiger Körperbeschädigung, allenfalls sogar unter Berufung auf § 152 österreichisches Strafgesetz vorgehen und seine
Anzeige mit willkürlichen Schadenersatzansprüchen zivilrechtlich
untermalen.

D i e A n w e n d u n g d e r N a r k o a n a l y s e z u r E r -
h e b u n g k r i m i n e l l e r T a t s a c h e n f r a g e n u n d T a t -
b e s t ä n d e i s t d a h e r s o w o h l v o m j u r i d i s c h e n w i e
p s y c h i a t r i s c h e n u n d a u c h a l l g e m e i n e t h i s c h -
ä r z t l i c h e n S t a n d p u n k t e a b z u l e h n e n.
Wiewohl alle für die Narkoanalyse vorgebrachten Bedenken
und Einwände auch für die Narkodiagnose Gültigkeit haben, liegen
bei dieser die Verhältnisse doch wesentlich anders. Handelt es sich
bei der Anwendung der Narkoanalyse, zu der ja nur ein durch das
Leugnen des Beschuldigten nicht aufzuklärender Tatbestand Anlaß
gibt, um einen in fast allen Fällen für den Beschuldigten in seiner
Rechtslage sich ungünstig auswirkenden Vorgang, so kommt dieser,
wie erwähnt, bei der Aufklärung organischer Störungen bei Hirn-
prozessen und vor allem nach Schädeltraumen, und nur zu diesem
Zwecke dürfte sie angewendet werden, eine sich für den Beschuldigten in vielen Fällen günstige, zuweilen für die Schuldfrage bzw.
Straffreiheit entscheidende Bedeutung zu.

Und von diesem Gesichtspunkte aus ist gewiß unter Einhaltung
der nötigen Kautelen und Vorsichtsmaßnahmen H e u y e r zuzu-
stimmen, insoferne keine Rechte des Beschuldigten verletzt werden.

Zum ersten Male wurde nun auch ein österreichisches Gericht
mit der Frage der Zulässigkeit der Narkoanalyse zur Wahrheits-
findung befaßt. Ein zum Tode verurteilter und dann begnadigter
Raubmörder stellte an das Landesgericht in L. das Ersuchen um
Wiederaufnahme seines Strafverfahrens und Exploration über den
Hergang der Tat mit Hilfe der Narkoanalyse zur Wahrheitsfindung,

da er sein Geständnis angeblich in Erregung abgelegt habe. Das
Gericht lehnte dieses Ansuchen mit der Begründung ab, daß eine
derartige Methode der Wahrheitsfindung dem österreichischen
Rechte fremd sei. Der Raubmörder wandte sich nun mit einer Beschwerde an die obere Instanz, die sich nun mit dieser Frage zu
befassen haben wird.

Welche Kreise derartige Methoden ziehen, zeigt das Anerbieten
eines „Privatforschers", dem Gerichte auf magischem Wege bei
der Wahrheitsfindung mithelfen zu wollen. Auch dieser Antrag
wurde abgelehnt.

Wenn ich nun versucht habe, an dem Schicksal von zwei durch
Kriegsverletzungen hirnbeschädigten jungen Menschen, die trotz
schwerster organischer Hirnbefunde zwar relativ beschwerdefrei
und daher von der staatlichen Fürsorge unversorgt geblieben, unter
außergewöhnlichen Umständen aber infolge ihres Hirnschadens
straffällig geworden waren und sich des Verbrechens des Mordes
schuldig gemacht hatten, das Problem der Kriegsfolgen, insbesondere der Hirnschäden in ihrer Auswirkung auf die Kriminalität,
aufzuzeigen und zu beleuchten, so mögen diese Ausführungen zugleich die Aufmerksamkeit auf jene unglücklichen Menschen len-
ken, die zu allem Unglück ihrer im Kriege erlittenen Schädelverletzung überdies das Unglück trifft, durch deren Folgen, bei Fehlen sonstiger kriminogener Anlagen, mit dem Gesetz in Konflikt zu
geraten und straffällig zu werden.

K a u d e r s hat in seiner Abhandlung „Vegetatives Nervensystem und Seele" auf die durch die sich steigernden seelischen Be-
lastungen im Hinterlande ausgelösten schweren vegetativen Krank-
heitserscheinungen der letzten sieben Kriegsjahre hingewiesen und
hat die Frage offen gelassen: „Was an ihnen reparabel, was irre-
parabel und was von funktioneller Störung zu reflexmäßiger Bah-
nung und schließlich zur auch morphologisch faßbaren Organ-
erkrankung wird." Er hat zum Kampf „gegen die seelischen Not-
stände, gegen die durch Krieg und politischen Druck bedingte
schwere Verelendung unserer Bevölkerung" aufgerufen.

Daß unter diesen Kriegsopfern den Schädeltraumatikern und
Hirnbeschädigten und vor allem jenen von ihnen, die zwar von
ihren Schädelverletzungen und ihren Beschwerden berichten, aber,
wie in den vorliegenden Fällen, als „Neurotiker" abgelehnt werden, mehr Beachtung durch gründlichste Untersuchung geschenkt
werden sollte, zumal ihre Zahl bei der Beobachtung zweier solcher
Fälle bei Gericht innert einer kurzen Zeitspanne keine geringe zu
sein scheint, ist nicht nur im Interesse der Volkswohlfahrt, sondern auch des Gesellschaftsschutzes gelegen.

Es soll dabei naturgemäß nicht jenen Psycho- und Neuropathen
das Wort gesprochen werden, die aus Schädeltraumen, die ohne

Dauerschäden abliefen, das Recht auf eine Lebensrente ableiten wollen bzw. abzuleiten versuchen.

Im Hinblick auf die beiden mitgeteilten Fälle kann man aber den bereits zitierten Schlußsatz Wagner-Jaureggs in seinen 1901 erschienenen Aufsätzen „Zur Reform des Irrenwesens" bezüglich der Verbrechernaturen im Sinne Wagner-Jaureggs für die Hirnbeschädigten dahingehend abändern, daß man sagt:

„Hirnbeschädigte müssen behandelt und befürsorgt werden, damit sie nicht gemeinschädlich werden, nicht weil sie es bereits geworden sind. Der Fortschritt verlangt ja überhaupt nicht bloß in der Medizin, daß man die Übel verhüte und mit der Abhilfe nicht erst warte, bis sie eingetreten sind."

Mit diesem Grundsatze wäre sowohl den Hirnbeschädigten als auch der Gesellschaft am besten gedient.

Literaturverzeichnis.

Allende-Novarro, de: „De deux cas d'Epilepsie chez le perroquet à la suite d'un choc psychique." Schw. Arch. Neur. 13 (Festschrift für v. Monakow), 1921, 4.

Aschaffenburg: „Zur Frage der psychogenen Reaktionen und der traumatischen Neurosen." Dtsch. med. Wschr. 17. 9. 1926.

— „Das Verbrechen und seine Bekämpfung." Heidelberg, 1903.

— „Die Sicherung der Gesellschaft gegen gemeingefährliche Geisteskranke." Berlin, 1912.

Balley, G.: „Die Hirngeschwülste." Enke, Stuttgart, 1936.

Bay: „Die Praxis der Erkennung und Beurteilung von Hirnverletzungen." (Hefte z. Ufhk.) 1941, 33. Springer, Berlin.

Benedikt: „Refer. österreichischer Irrengesetzenqueten." Wien, 1902. Hölder. (Zit. nach Pilcz.)

Berze: „Gehören gemeingefährliche Minderwertige in die Irrenanstalt?" Wien. med. Wschr. 1901. (Zit. nach Pilcz.)

— „Zur Frage des Schutzes der Gesellschaft vor gemeingefährlichen Kranken." Wien. med. Wschr. 1937, 9/10.

Bessière, R. und J. Fußwerk: „Die chemische Hypnoanalyse." Ann. med. psychol. 1948, 11: 4.

Binswanger: „Die forensische Psychiatrie der nicht geisteskranken Personen." Haupt, Bern, 1941.

Blarrer, A. v.: „Über die Verwendung von Sodium Pentothal in der amerikanischen Armee." (Übersicht über Narkoanalyse.) Schw. Z. Psycholog. 1948, 2: 133.

Bleckwenn, W. J.: „Narcosis as therapy in neuropsychiatric conditions, reported striking therapeutic Affects in serious psychiatr. conditions by use of sodium amytal." J. americ. med. Assoc. 95, 1930: 1168; Arch. Neur. 24, 1930: 365.

Blumencron: (Zit. nach Gotsch.)

Bobon, J.: „De certaines méthodes d'investigation psychiatrique et de leur valeur en tant que méthodes de diagnostic judiciaire." Acta Neurologica et Psychiatrica Belgica Brussels. 1949, 49/8: 588—602.

Bodechtel: „Der vasale Faktor beim Schädeltrauma." Z. Nkh. 140, 1936: 286.

Braun: „Herz und Angst." Wien: Deutike, 1932.

Brown: „Société vendoise de médicin." Séance 20. 5. 1948, Paris, Jg. 37, Nr. 35, Sept. 1948: 659.

Brücke: „Über die Narkotisierbarkeit der vegetativen Ganglienzellen durch Barbitursäure." Wien. klin. Wschr. 1947, 13/14: 208.

Brun, R.: „Allgemeine Neurosenlehre." Basel: Schwabe.

— „Praxis der seelischen Hygiene." Basel: Schwabe.

Cannon, W. B.: „Boddy Chances in Pain, Hunger, Fear and Rage." New York and London, 1929.

Conolly, J.: „The treatment of the insure without mechanical restraints." London, 1856.

Cossa, P.: „Physiopathologie du système nerveux." Paris: Masson, 1936; Presse med. 1. 1941: 668—670.

Dandy: „Experimental hydrocephalus." Ann. surg. 1919, 37: 129.

Dangl: „Ref. österr. Irrenärztetag. 1927." J. Psychiatr. Ö. 1928, 46: 76.

D a t t n e r : S. John.

D e l g a d o u. C a r i l l o - B r o a t c h :   Rev. de neuropsychiatr. 9, 355, Dez. 1946. (Zit. nach Stroßka.)

D e l m a s - M a r s a l a t, P.: „Besißt die Narkoanalyse einen Wert für die gerichtliche Medizin?" Ann. méd. psychol. 1948, 11: 4 (Ars. med. 1949, 2: 76).

D o u r i e z, P.: „La narco-analyse et l'expertise judiciaire." Le Concours Medical Paris. 1949, 71/22: 1283 — 1285.

E l l i o t, F. R. u. N e v r i l l : „Social Disorganisation." 1941.   (Zit. nach Rei- wald.)

E p p i n g e r, H.: „Die Permeabilitätspathologie als die Lehre vom Krankheits- beginn." Springer, 1949.

F o e r s t e r, V. E.: „Gehirnveränderungen bei Gehirnerschütterung." Neur. Zbl. 1904, 26: 1063.

F o r e l : „Der Hypnotismus." Stuttgart, 1919.

F r a n k l, V. E.: „Psychadynamic und Hypokortikose." Wien. klin. Wschr., Jg. 61, 43: 735.

— „Zur neurologischen Differentialdiagnose organischer und funktioneller Zu- standsbilder." Wien. klin. Wschr., Jg. 59, 41: 677.

— Sißung d. G. d. Ä. Wien, 25. 2. 1949. Wien. klin. Wschr. 1949, Jg. 61, 10: 160.

F r a n k l u. S t r o t z k a : „Narkodiagnose." Wien. klin. Wschr., Jg. 61, 52: 947.

F r e g h a m : Arch. of Neur. & Psych. 1947, 58: 704.

G o t s c h, K.: „Die Bedeutung des Gefäß-Bindegewebsapparates für die innere Medizin." Wien. klin. Wschr., Jg. 61, 52: 947.

G r i n k e r, R. u. S. S p i e g e l : „War neurosis in North Afrika." New York, 1943.

G u i l l a i n, G.: „La narco-analyse ou point de vue médico-légal." Bull. Acad. nat. méd., 113: 160 — 267; March 22, 1949.

H e s s, R. W.: „Über die Wechselbeziehungen zwischen psychischen und vege- tativen Funktionen." Schw. Arch. Neur. 1924, 15, 2.

— „Die funktionelle Organisation des vegetativen Nervensystems." Basel: Schwabe, 1948.

— „Das Zwischenhirn." Basel: Schwabe, 1949.

H e u y e r, S.: „Über den Nußen der Narkoanalyse und Narkodiagnose in der gerichtlichen Medizin." An. méd. psychol. 1949, 107, 1, 1, 3 (Ars med. 1949, 9: 532).

H o f f, H.: „Experimentelle Studien zur Frage des postcomm. Hirnödems." Z. Neur. 1930, 129: 283.

H o f f, H.: „Der Hypothalamus, seine Anatomie, Physiologie und Pathologie." Acta neurovegetativa, Bd. 1, Heft 1/2. 1950: 123. Wien: Springer-Verlag.

H o l l a n d e r, Lue d': „Quelques résultats de la narcoanalyse des psycho- neuroses." Louvain Acta neur. et psych. Belgica 49: 369 — 373, Juni 1949. (Zit. Quaterly Review of Psychiatr. and Neurology, Vol 5, No. 1, Jan. 1950.)

H o r s l e y : J. Ment. Sc. 1926, 82: 416.

J a k o b u. M a g n u s : Arch. Psychiatr. (D) 1925, 73. (Zit. nach Koebke.)

J a k o b y : „Experimentelle Untersuchungen über die traumatische Schädigung des Zentralnervensystems (mit Berücksichtigung der comm. cerebri und Commotionsneurose)." Jena: Fischer, 1913. (Nissl-Alzheimer.)

J o h n, E.: „Über die Entstehung des idiomuskulären Wulstes im Krankheits- bilde der Neurosen." Wien. klin. Wschr. 1927, 7.

— „Nach intravenöser Evipannarkose akut in Erscheinung getretener post- enzephalitischer Parkinsonismus." Wien. klin. Wschr., Jg. 61, 1949, 15.

J o h n, E.: „Über nach psychischem Trauma akut in Erscheinung getretenen postenzephalitischen Parkinsonismus." Dtsch. Z. Nhk., Bd. 153, Heft 5/6.

— „Vorzeitige Geschlechtsreife bei Encephalitis epidemica." Dtsch. Z. Nhk.. Bd. 80, Heft 5/6.

J o h n, E. u. B. D a t t n e r : „Kritische Bemerkungen zur Frage der Beein-
     flußbarkeit organischer Störungen durch Suggestion, Hypnose und Schlaf-
     mittelhypnose." Z. Neur. u. Psych., Bd. C., 1926, Heft 4/5.
K a f f k a : „Die Zerebrospinalflüssigkeit." Wien: Deutike, 1930.
K a r p l u s, J. P. u. A. K r e i d l : „Gehirn und Sympathikus." Pflügers Arch.
     f. Psych. 1909, 1910, 1911, 1912, 1918.
K a u d e r s : „Vegetatives Nervensystem und Seele." Urban & Schwarzenberg, 1937.
K a u d e r s u. R e i s n e r : „Int. Kongreß Psychoth. 1928." Dtsch. Z. Nhk.
     1, 2/3.
K i e l h o l z, P. u. J. H e u s c h e r : „Elektroschock-Therapie in Narkose und
     Kurare-Behandlung." Schw. med. Wschr., Jg. 79, 26: 592.
K o e b k e, H.: „Das Schädel-Hirn-Trauma." Behandlung, Folgen und Begut-
     achtung. Leipzig, 1944.
K r a e m e r, Z o n d e k u. W o l l h e i m : „Die Stellung der Elektrolyse im
     Organismus." Klin. Wschr. 1924, 4.
K r i s t e n s o n, A.: „Tre fall av psykiskt utlöst coronarinfarkt." Svenska lak-
     tidning, 1949, 46: 1550 — 1552.
L e e - H a r t, E b o u g h u. M o r g a n : Am. J. med. Sc., Juli 1945.
L h e r m i t t e, J.: „Sur la narco-analyse." Bull. Acad. nat. méd., 113:
     257 — 260; March 22, 1949.
L o m b r o s o : „Der Verbrecher in anthropol., ärztlicher und juridischer Bezie-
     hung." (Deutsch v. Fraenkel.) Hamburg, 1887.
L o r e n z, K.: Arch. of Neurol. a. Psych. 1932. 28: 1221. (Diskussionsbemer-
     kung v. Larson.) (Zit. nach Strotzka.)
L u s c h k a : „Die Aderhautgeflechte des menschlichen Gehirns." Berlin, 1855.
M a g n u s : S. Jakob.
M a n c e a u x, A. et J. S u t t e r : „La subnarcose chimique peut-elle venir
     en aide à la justice?" L'Algerie Médical, Algiers. 1948, 51/9: 505 — 511.
M e n g : „Die Prophylaxe des Verbrechens." Basel: Schwabe.
M e n g u. F e d e r n : „Psyche und Hormon." Grundlage der Psychiatrie.
     Bern, 1944.
M e n i n g e r, W. C.: „Psychiatry for Everyday Needs." Perspektives in Me-
     dicine. The March of Medicine 1948 No. XII of the New York Acad. of
     med. Lectures to the Laith.
M e s t r e z a a t : „Le liquide céphalo-rachidien normal et pathol." Montpellier,
     1911. (Zit. nach Koebke.)
M e u s e r t, W.: „Über eine neue Methode vegetativer Diagnostik." Med. Klin.
     45, Jg. 5: 130.
M o n a k o w, C.: „Der Kreislauf des liquor cerebrospinalis." Schw. med.
     Arch. Neur. 1921, 8/2; 1922. 10/2: 5, 9.
M o n i z : „L'angiographie cérébral." Paris: Masson, 1934.
— „Les hématomes sous arachnoideus et les aneurismes cérébraux." Presse
     méd. 23. VI. 1934, No 50.
M o n r o, A.: „Observation in the structure and function of the nervous sy-
     stem." (Zit. nach Koebke.)
M o t t, F. W.: „Normal and morbid conditions of the Testes from Birth to the
     old age in hundred asylum and hospital cases." Brit. Med. J. 1919.
P a r a c e l s u s : „De morbus amentium."
P f e i f f e r : „Die Angioarchitektur der Großhirnrinde." Berlin: Springer.
P f l e i d e r e r : S. Wanke.
P i l c z, A.: „Wagner-Jauregg und die österreichische Strafrechtsflege." Z. Nhk.
     u. Grenzgebiete. I., Heft 1: 73.
P i n e l, Ph. d. Ä.: „Traité médico philosophique sur l'alienation mentale."
     1791.
P u t n a m : S. Schaltenbrandt. Dtsch. Z. Nhk. 1927, 96: 123.
P u u s e p p : „Chirurgische Neuropathologie." Bd. II: Das Rückenmark. Dorpat:
     J. D. Krüger, 1938.

R a n d, C. W.: „Alternations in the visual fields following craniocerebral inj."
Arch. Surg. 32 (Juni 1936): 945.
R a n d u. C o u r v i l l e : „Histology studies of the brain in cases of fatal inj.
in the head." Arch. Surg. 22 (Mai 1931): 738; 31. März 1934: 527.
R e i c h a r d t, M.: „Hirnerschütterung und Hirnquetschung." Arch. orthop. u.
Unfhk. 1935: 35.
— „Die spätere Schätzung der Erwerbsfähigkeit bei der dauernden traumati-
schen Hirnschädigung." Mschr. Unfhk. 1937, Nr. 4: 177.
R e i m a n n : „Die Behandlung und Unterbringung der geistig Minderwertigen."
Wien: Deutike. 1907.
— „Geminderte Zurechnungsfähigkeit und sichernde Maßnahmen." Allg. österr.
Gerichtstag. 1911, 17. (Zit. nach Pilcz.)
— „Zur verminderten Zurechnungsfähigkeit." Wien. klin. Wschr. 1928, 13.
R e i s n e r, H.: „Rechtliche Grundlagen für die Aufnahme und Anhaltung Gci-
steskranker in geschlossenen Anstalten." Wien. klin. Wschr., Jg. 61,
43: 748.
R e i w a l d, P.: „Die Gesellschaft und ihre Verbrecher." Zürich, 1948.
R i c k e r : „Die Entstehung der pathologisch-anatomischen Befunde nach Hirn-
erscheinungen in Abhängigkeit vom Gefäßnervensystem des Gehirns."
Virch. Arch. 226, 1919. 2: 180.
R i p l e y u. S t. W o l f : Psychosom. Med. 9. 260, Juli 1947.
S a e t h r e : „Folgezustände nach Kopfverletzungen und Berücksichtigung des
traumatisch entstandenen Allgemeinsyndroms." Dtsch. Z. Nhk. 150, 21. 3.
1940. Heft 3/4.
S c h a l t e n b r a n d t : „Über Folgezustände von stumpfen Schädeltraumen."
Med. Klin. 1934, Nr. 42.
— „Neuere Anschauungen zur Pathophysiologie der Liquorzirkulation." Zbl.
Neurol. chir. 1938. Nr. 5.
S c h a l t e n b r a n d t u. B a l l e y : „Die perivaskuläre Pia-Gliamembran des
Gehirns." J. Psychol. u. Neurol. 35, 1928, Heft 5/6.
S c h a l t e n b r a n d t u. P u t n a m : Dtsch. Zbl. Nhk. 1927, 96: 123.
S c h a l t e n b r a n d t u. T ö n n i s : „Traumatischer Hydrozephalus." Zbl.
Neurochir. 1936, Nr. 1.
S c h i l d e r, P.: „Das Körperschema. Ein Beitrag zur Lehre vom Bewußtsein
des eigenen Körpers." Berlin, 1923.
— „Psychoanalyse und bedingte Reflexe." Int. Z. f. Psychoan. 1935, 21.
S c h i l d e r, P. u. K a u d e r s : „Kurzgefaßtes Lehrbuch der Hypnose." Wien,
1925.
S c h i n d l e r, R.: „Zur Narkoanalyse." Wien. klin. Wschr., Jg. 61, 43: 752.
S c h n e i d e r, P. B.: „Narkoanalyse, diagnostische und therapeutische Me-
thode bei psychogenen Störungen." Dtsch. med. Rdsch. 1949, 3/3: 61.
Meinz.
— „Psychiatrie légale et narcoanalyse." Arch. Neurol. u. Psychiat. 42: 352,
Fasc. 1 — 2, 1948.
S i c c a r d : „Le liquide céphalo rachidien." Paris: Masson.
S p e r a n s k y, A. D.: „Bauelemente einer Theorie der Medizin." (Russ.)
Leningrad, 1935.
S t e i n a c h, E.: „Der Umklammerungsreflex." 1910.
S t e r n, L.: „Neurologische Begutachtung." Berlin: Springer, 1933.
S t i e r, E.: „Die traumatischen Neurosen." (Kraus und Brugsch.) Spez. Patho-
logie und Therapie 10, 3.
— „Begutachtung der Folgen von Kopfverletzungen." Mil. Arzt (Ö) 1939, Heft 6.
S t i e r, E.: „Über traumatische Hirnbeschädigungen und die Beurteilung ihrer
Spätfolgen." Z. ärztl. Fortbild. 1939, Nr. 11.
— „Die respiratorischen Affektkrämpfe des frühkindlichen Alters." Jena: Fi-
scher, 1918.
— „Kopfprellungen." Mschr. Unfhk. 1940, Nr. 5.

S t r a n s k y, E.: „Zur Psychopathologie der Ausnahmezustände." Z. Nhk. II, 1948, Heft 1.
— „Intellekt und Thymopsyche." Wien. klin. Wschr. 1947, 136, Nr. 9.
— Z. Nhk. I, 1949: 4.
— Wien. klin. Wschr., Jg. 61, 1947: 263.
— „Das Initialdelikt." Wien. klin. Wschr., Jg. 62, 4: 72.
— Wien. med. Wschr. 1937. (Zit. nach Strotzka.)
S t r o t z k a, H.: „Untersuchungen über die Evipanexploration," Wien. Z. prakt. Psychol. I B, Heft 2, April 1949.
— „Über die Verwendbarkeit der intravenösen Halbnarkose in der Psychiatrie." Wien. med. Wschr., Jg. 98, 17/18: 192.
— „Narkoanalyse. Grenzen und Möglichkeiten." Wien. klin. Wschr. 1949, 10: 160.
— S. Frankl.
S t u r m : S. Veil.

T a r g o w k a, S t e r n e u. F e d e r : Bull. de l'Ac. de. Méd. 46, CXXX, u. Presse méd. 1946, LIV. (Zit. nach Strotzka.)
T e m p l e - F a y : „The treatment of acute and chronic cerebraltrauma by methods of dehydration." Ann. Surg. 101, No. 1, Jan. 1935.
T ö n n i s : S. Schaltenbrandt.
— „Die Behandlung der Hirnverletzten auf Grund der Erfahrungen im Feldzug gegen Polen." Dtsch. med. Wschr., Jg. 19, 1940, Nr. 3.
T ü r k e l : „Psychisch-kriminalistische Probleme." J. Psychiatr. 1905, 26: 31.
V e i l u. S t u r m : „Die Pathologie des Stammhirns." Jena: Fischer, 1942.

W a g n e r - J a u r e g g, J. v.: Ref. im obersten Sanitätsrat über Errichtung von Trinkerasylen usw. 1889.
— „Irrenwesen und Strafrechtspflege." Wien. klin. Wschr. 1901: 721.
— „Versorgung krimineller Geisteskranker." Jb. Psych. Ö. 1901, 21: 424.
— Ref. österr. Irrengesetzenquete 1902. Wien: Hölder. (Zit. nach Pilcz.)
— „Der Unzurechnungsfähigkeitsparagraph im österreichischen Strafgesetz." Zbl. f. jur. Praxis 1907. XXV, Heft 11.
— „Zum Unzurechnungsfähigkeitsparagraphen im österreichischen Strafgesetz." Mschr. f. Kriminalpsych. IV: 465.
— „Krankhafte Triebhandlungen." Wien. klin. Wschr. 1912: 403.
— „Die Arbeitsscheu." Arch. f. Kriminal. 1923, LXXIV: 10.
— „Gerichtliche Psychopathologie." Hoffmanns Lehrbuch, bearb. v. Haberda. (Zit. nach Pilcz.) 1923.
— „Gutachten der Wiener medizinischen Fakultät." Wien. klin. Wschr. 1917. 1172.
— Jb. Psychiatr. 1917. 38: 1.
W a l t e r : „Die Blut-Liquorschranke." Z. Neur. 1930: 128.
W e e d : „Some limitations of the Monro-Kelly doctrine hypotheses." Arch. Surg. 1929, 18: 1049.
W u s t m a n n : Klin. Wschr. 1934, 18.
Z i l l i g : „Beurteilung der Spätfolgen nach contusio cerebri." Nervenarzt. (Zit. nach Koebke.)
Z o n d e k : „Die Elektrolyte." Berlin: Springer, 1927.

Mit Rücksicht auf die enorm angewachsene Literatur konnten nur die unmittelbar zum Thema gehörenden Arbeiten angeführt werden.

Druck Josef Hießberger, Pottenstein N.-Oe.